読む
常備薬

図解 いちばんわかりやすい

脊柱管狭窄症の治し方

平和病院・横浜脊椎脊髄病センター
田村睦弘

痛みの要因を見つけ、正しく対処すれば身体機能は改善する

生まれてはじめて立ち上がったときや、歩いたとき、周りの人はとても喜んだと思います。それから重力に逆らって足で体を支え、あらゆる動きをしながら生活を続けています。やがて、体のどこかに老化や異常が発生し、痛みが出たり、動きが制限されたりするのは、不思議なことではありません。誰もが不調に出くわすことでしょう。その過程で体の不調と向き合ったとき、健康についての考えを修正していくことが始まります。体の不調は苦しみが伴いますが、〝健康になろうとする気持ち〟が人生を前向きにしてくれるのではないでしょうか。

体を支えているのは、背骨です。そこに脊柱管という部位がありますが、ここは加

齢によって変形します。ほとんど変形しない人もいますが、多くの人が度合いは違えども生まれたときの状態のままではありません。痛みが出る人もいれば、出ない人もいます。ただ、今は大丈夫だったとしても、その先を予測できません。痛みが発生して病院を受診したとき、「経過観察しましょう」「すぐに手術しましょう」と医師からいわれたら、みなさんはどう受けとめますか？　その根拠を知らずして、医師任せというのは残念なことだと思います。痛みの原因になっている部位の状態を理解し、それを招いた原因を突き止めるとともに、治療法やリハビリを含めたケア、さらに予防策の知識を持っておくことで、健康へと向かえるはずです。

医療と患者さんが手を取り合うことで、改善が導かれます。それが治療です。本書で知識を深めていただき、改善の一歩を踏み出していただければと思います。

田村《たむら》 睦弘《むつひろ》

その痛み、姿勢の問題ではなく
病気が関係しているかも……!?

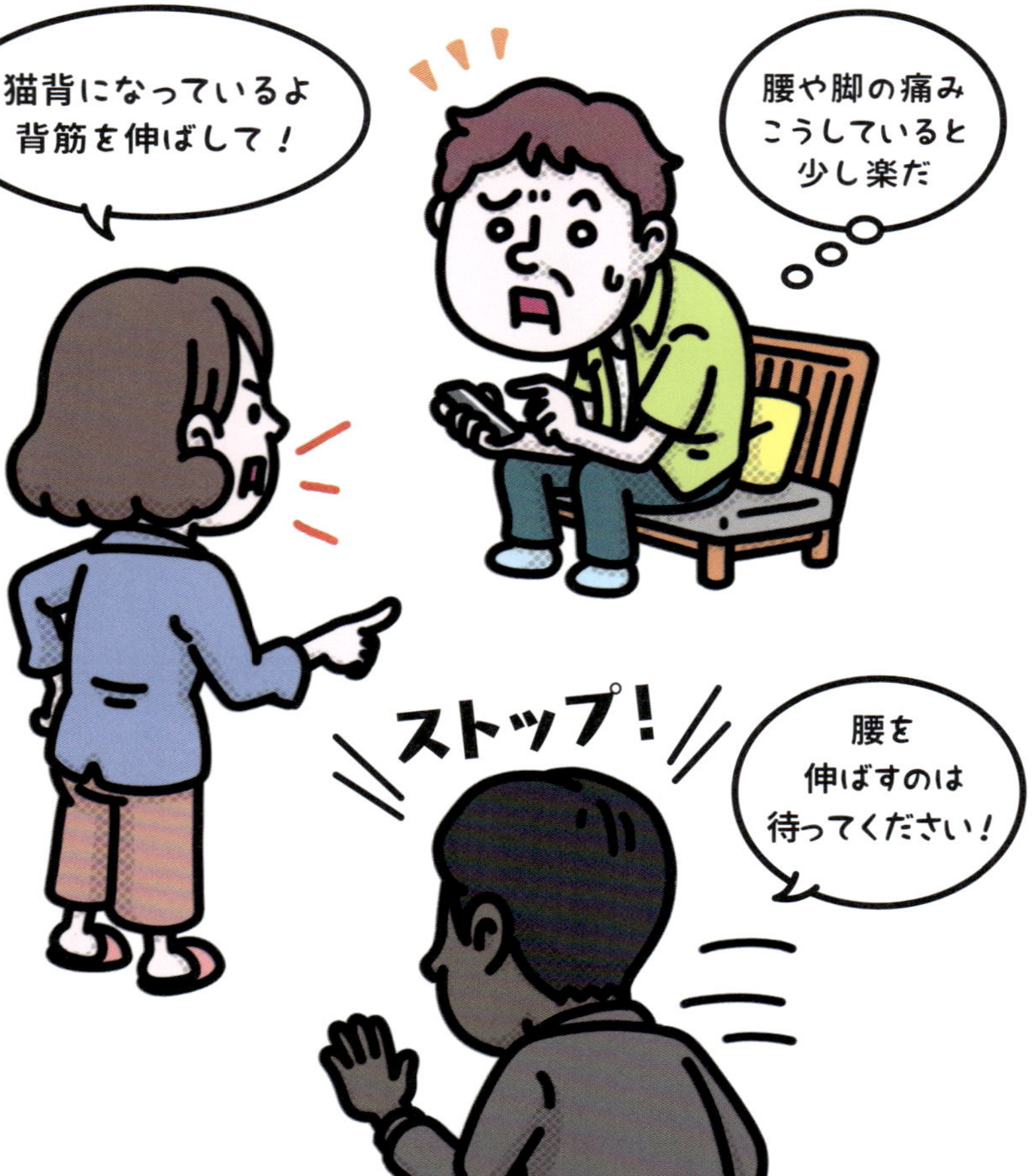

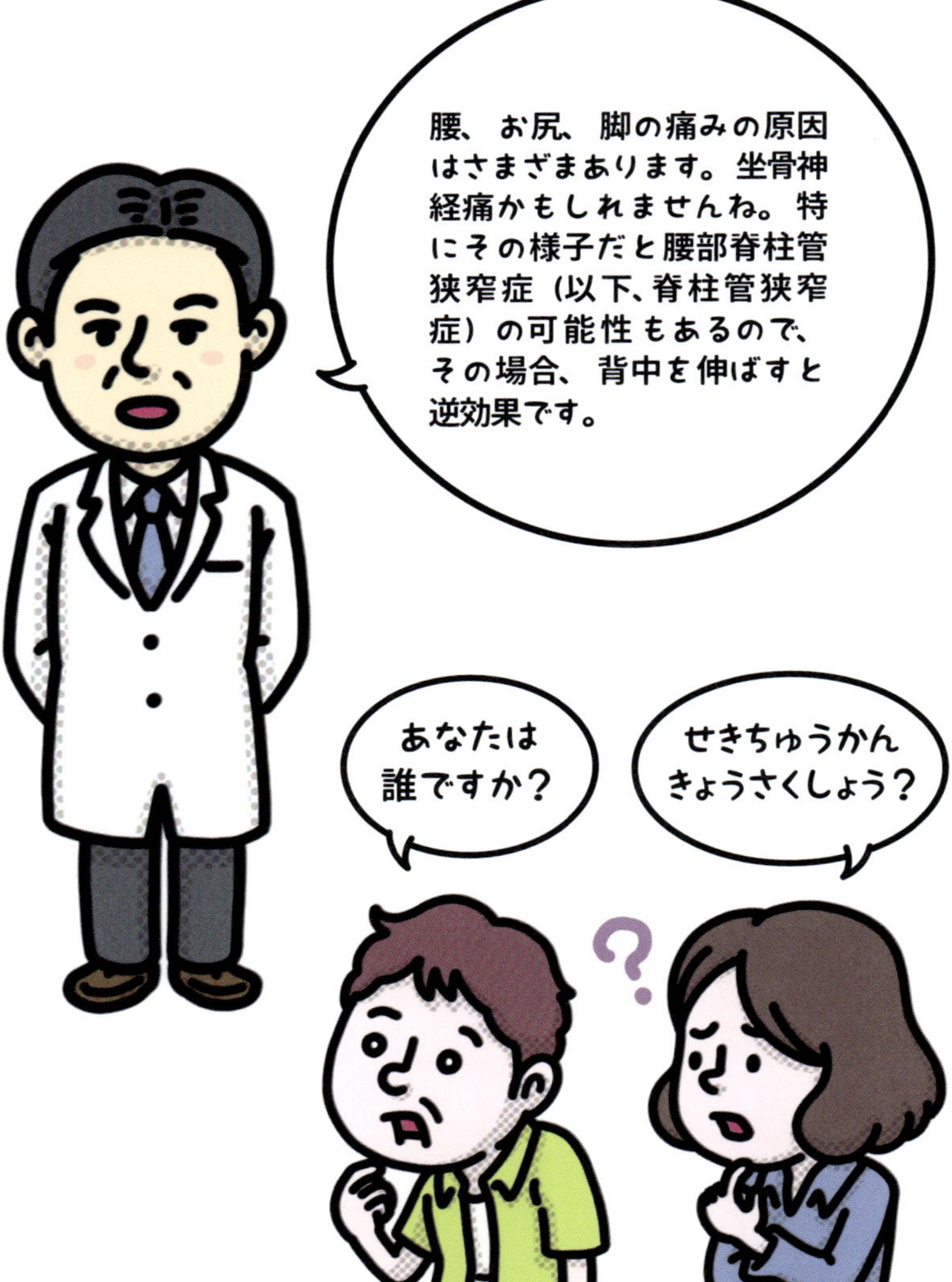
腰、お尻、脚の痛みの原因はさまざまあります。坐骨神経痛かもしれませんね。特にその様子だと腰部脊柱管狭窄症（以下、脊柱管狭窄症）の可能性もあるので、その場合、背中を伸ばすと逆効果です。
あなたは誰ですか？
せきちゅうかんきょうさくしょう？

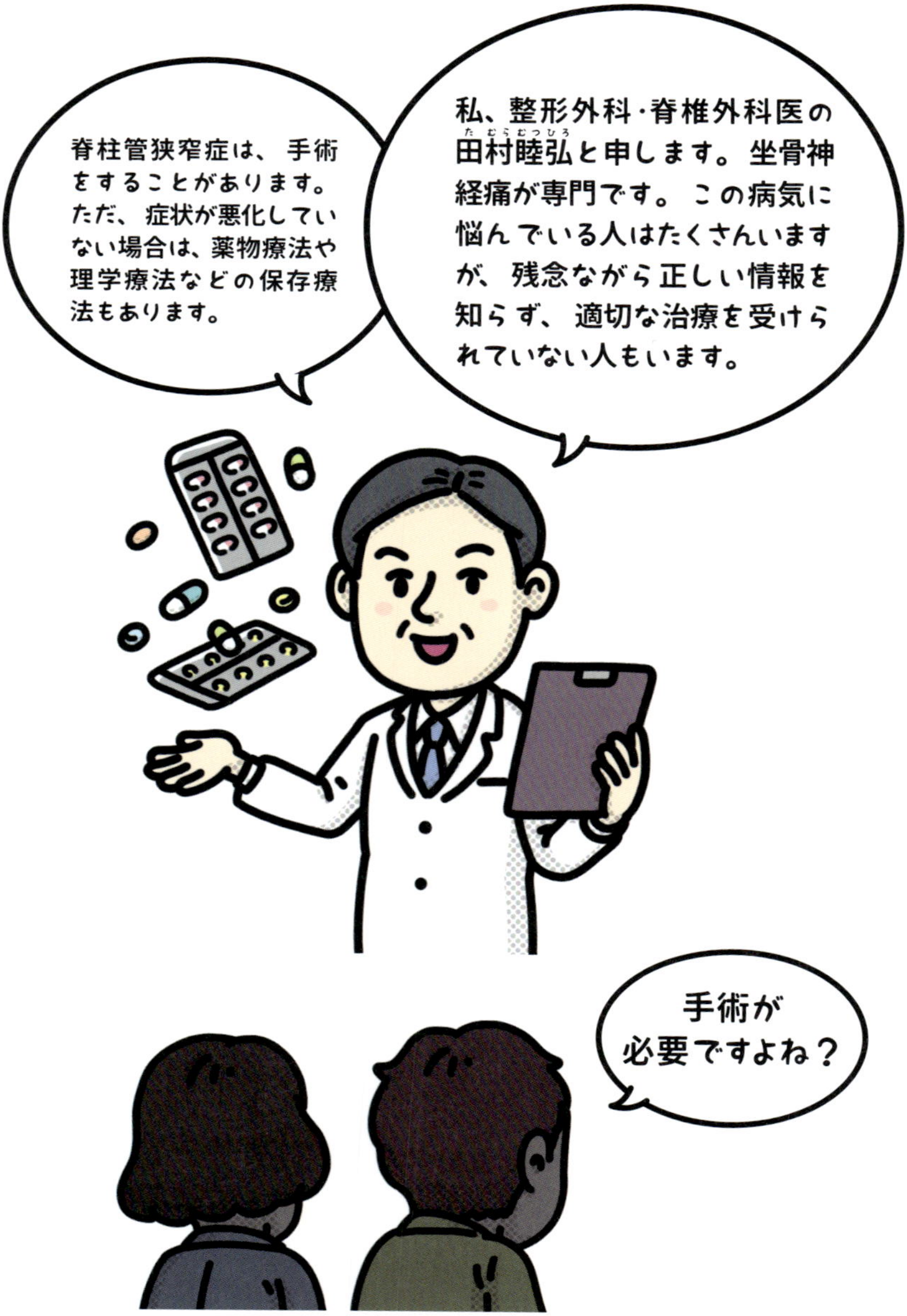
私、整形外科・脊椎外科医の田《た》村《むら》睦《むつ》弘《ひろ》と申します。坐骨神経痛が専門です。この病気に悩んでいる人はたくさんいますが、残念ながら正しい情報を知らず、適切な治療を受けられていない人もいます。
脊柱管狭窄症は、手術をすることがあります。ただ、症状が悪化していない場合は、薬物療法や理学療法などの保存療法もあります。
手術が必要ですよね？

脊柱管狭窄症との正しい向き合い方

- 痛みをやわらげる姿勢がある
- 原因と症状により適切な治療がある
- 悪化防止と予防対策が重要

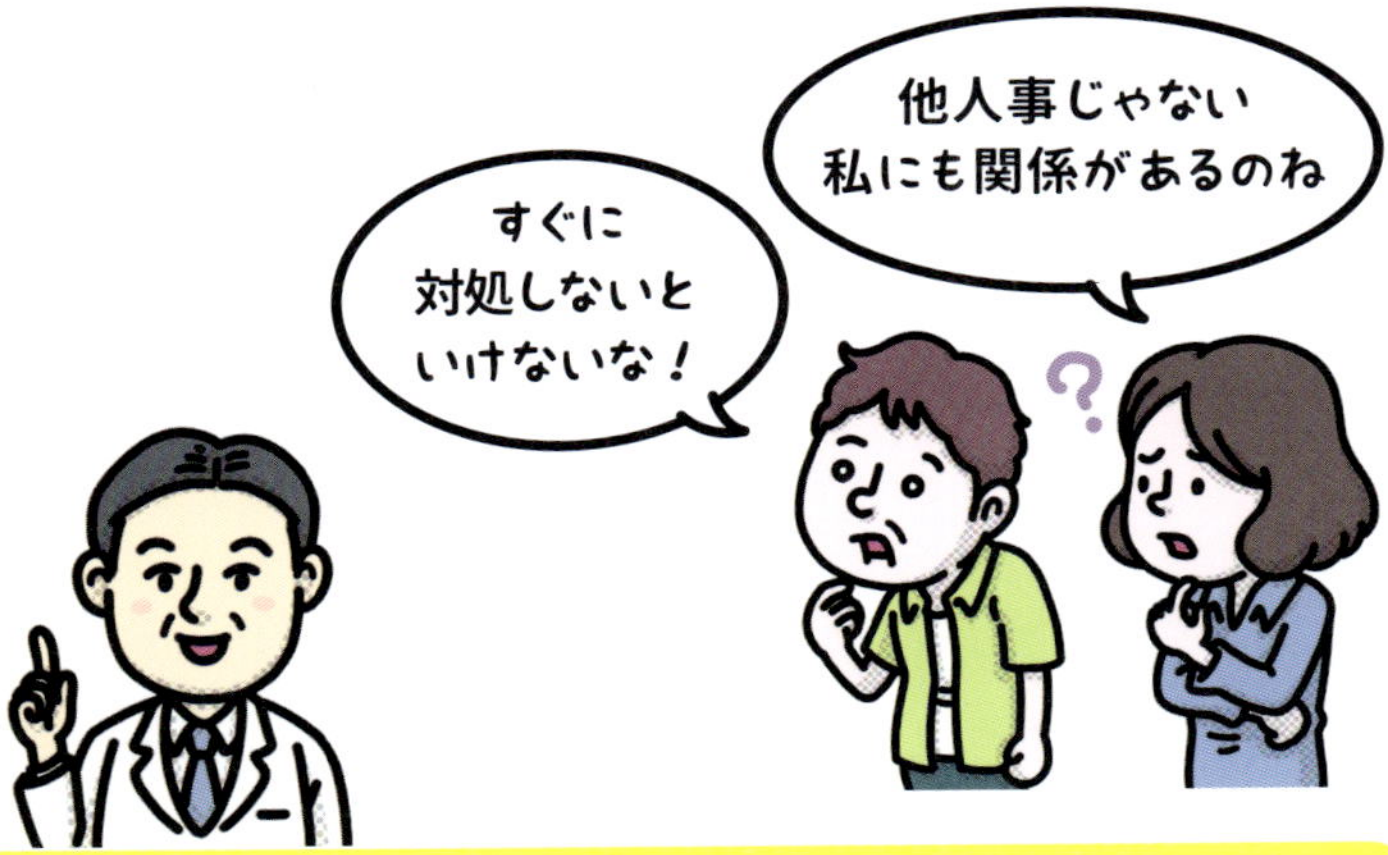

すぐに対処しないといけないな！
他人事じゃない私にも関係があるのね

脚やお尻の痛みとしびれ、
その原因を一緒に探し
症状に合った治療を選ぶために
必要な知識をお伝えします！

もくじ

3章　坐骨神経痛を遠ざけるセルフケア

高齢者の10人に1人、中年も急増

加齢によって脊柱管が狭まる もともと狭い人もいる

脊柱管狭窄症の手術の年齢分布例

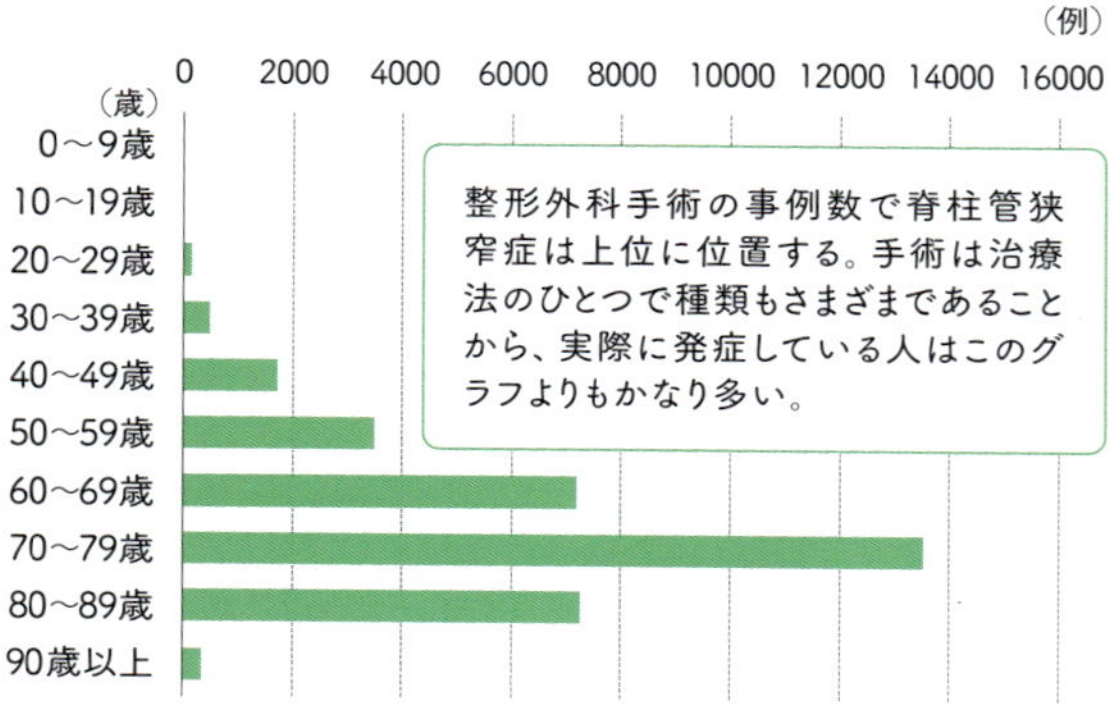

（例）
0
2000
4000
6000
8000
10000
12000
14000
16000
（歳）
0～9歳
10～19歳
20～29歳
30～39歳
40～49歳
50～59歳
60～69歳
70～79歳
80～89歳
90歳以上
整形外科手術の事例数で脊柱管狭窄症は上位に位置する。手術は治療法のひとつで種類もさまざまであることから、実際に発症している人はこのグラフよりもかなり多い。

出典：「JOANR年次報告2021年度版」
https://www.joa.or.jp/joa/files/JOANR_annual_report_2021.pdf
脊椎固定術、椎弓切除術、椎弓形成術（多椎間又は多椎弓の場合を含む。）（椎弓形成）の年齢分布

日常生活で骨や関節には負荷がかかっており、やがて背骨を連結させている椎間板が弾力を失っていきます。すると、椎骨に突起ができる、靭帯《じんたい》が分厚くなる、椎間板が薄くなるなどし、**脊柱管が変形して内腔が狭くなります。そして内腔におさまっている神経が圧迫され、痛みが生じます**。これが脊柱管狭窄症で、患者数は約350万人、予備軍を含めると約500万人ともいわれています。

こんな症状を感じたら要注意！

- □ お尻や下肢が痛い。
- □ しびれやマヒがある。
- □ 腰を反らすと痛みやしびれが増し、前かがみになると楽になる。
- □ 長時間立っているのがつらい。
- □ 歩くと下肢が痛くなるが、休むとまた歩けるようになる。
- □ スリッパが脱げやすい。
- □ 階段でつまずきやすい。

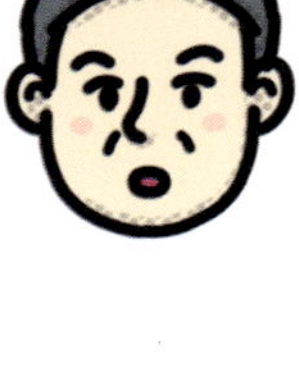

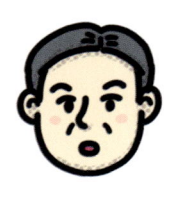

脊柱管狭窄症以外の坐骨神経痛の可能性もあるので、診察と検査による診断が必要です。

生活への支障、精神的な苦痛が伴う

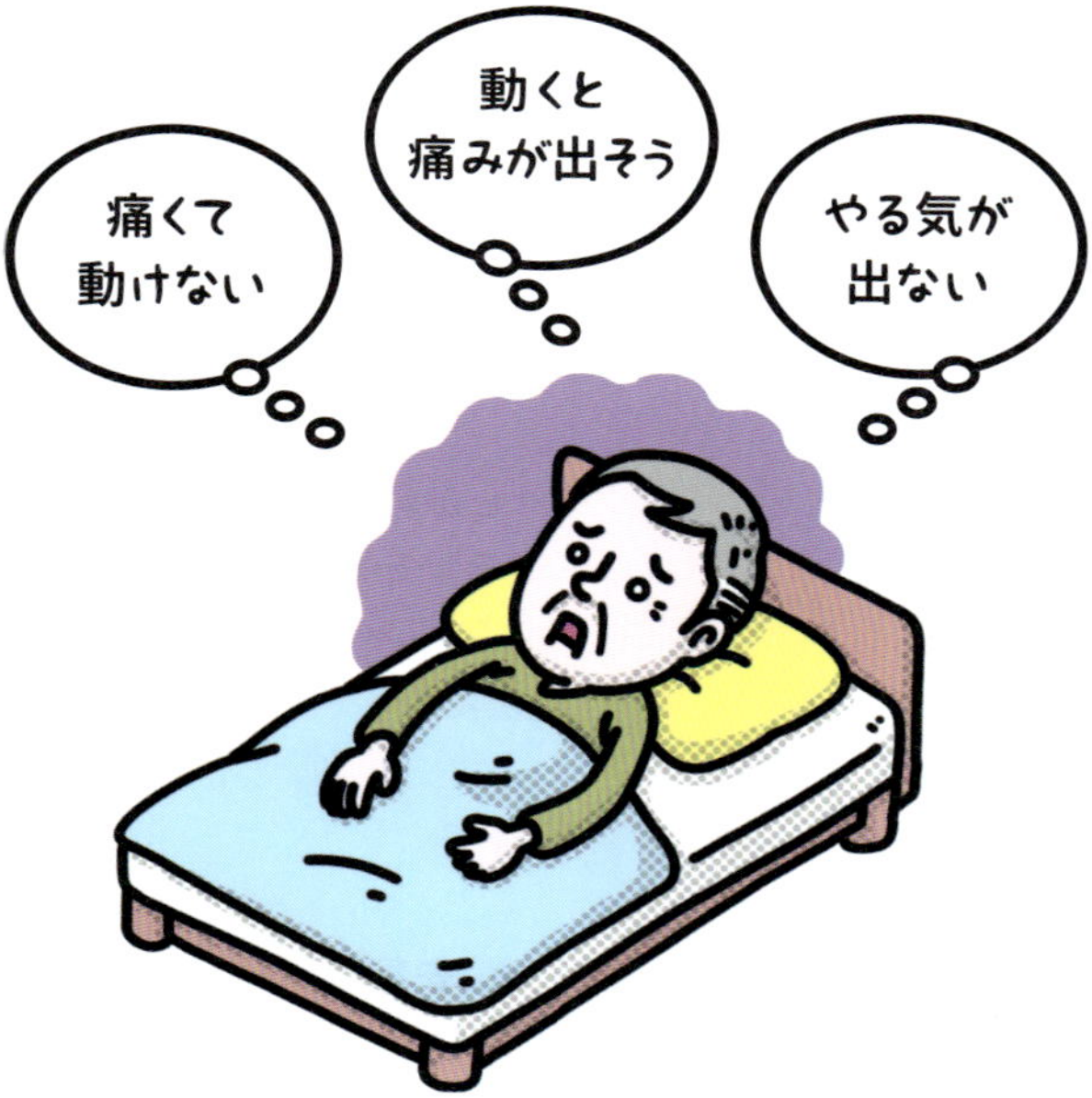
痛くて動けない
動くと痛みが出そう
やる気が出ない

活動量が低下していくとほかの部分へ影響が広がる

腰、お尻、脚に痛みやしびれがあると、動きが制限され、活動量が低下します。さらに活動することを億劫《おっくう》に感じ、最悪の場合、寝たきりになることも。すると、さらに気持ちが落ち込み、身体機能のあらゆる面に支障が出てしまいます。こうした状態を「廃用症候群」といい、**高齢者が病気やケガをしたときに陥る**傾向にあります。こうした事態を招かないために適度な活動が求められます。

体の痛みから心の不調も招かれる

脊柱管狭窄症を放置しておくと、さまざまなところへ悪影響をもたらす。
早期の適切な対処で老化を抑制したい。

痛みによる生活面の困難

痛みやしびれ、マヒが軽度の場合、その症状とうまくつきあいながら生活をしようとするが、思うように体を動かせないため、生活面で支障が出る。症状が悪化すると、苦しみは増すばかり。

↓

行動することが億劫になる

苦痛が増してくると、安静にしようとし、また苦痛を避けたいがために、動くこと自体が億劫になる。必然的に活動量が減少し、内臓や器官のさまざまな部分に支障が出てしまう。

↓

意気消沈し、鬱《うつ》を感じる

身体的な不調は精神的苦痛を招く。気持ちが落ち込むと、改善する意欲も低下し、さらに症状を進行させるという悪循環に陥る。また、脊柱管狭窄症とは別の深刻な病気が隠れていることもある。

➡ **生活に支障が出るだけでなく、ほかの病気を併発すれば、改善が困難になる。**

ロコモの危険因子にもなる！

ロコモティブシンドローム
（略称：ロコモ）

運動器の障害によって立ったり歩いたりするための身体能力（移動機能）が低下した状態。「運動器症候群」ともいう。進行すると、将来要介護状態や寝たきりになる可能性があるため、ロコモ予防が推進されている。

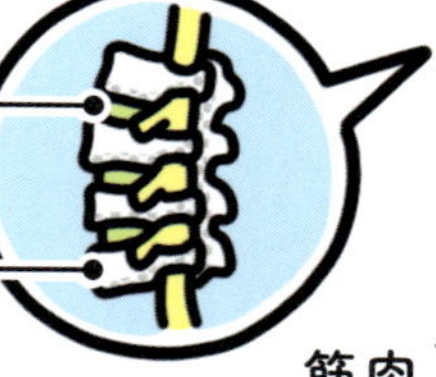

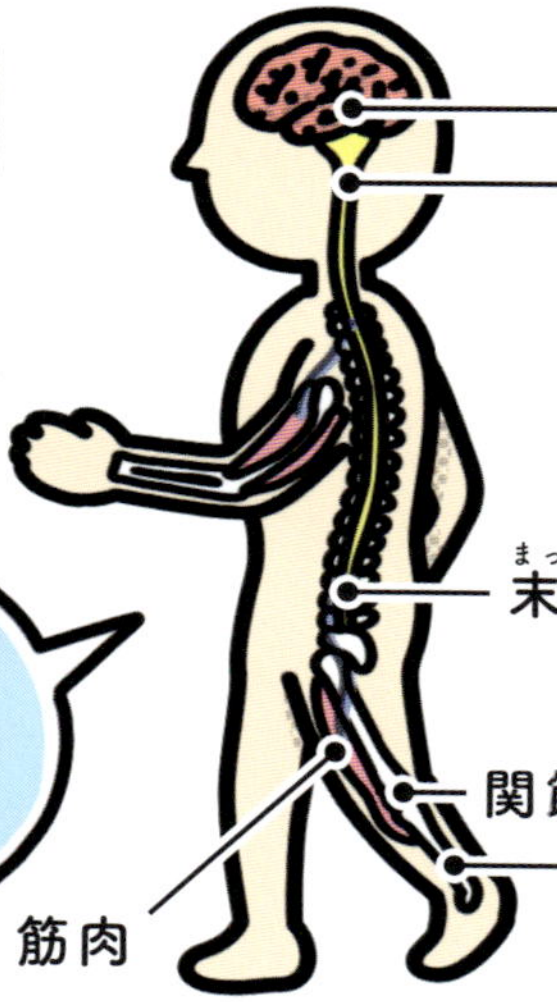

足腰が衰えると要介護状態に治療はロコモ予防になる

活動量が低下すれば、筋肉量も低下し、足腰が衰えていきます。骨、関節、筋肉など、体を動かすのに働く組織や器官を運動器といい、運動器が低下した状態がロコモティブシンドローム（略称・ロコモ）です。その**主な要因のひとつが、脊柱管狭窄症による脊髄・馬尾《ばび》・神経根《しんけいこん》障害**です。これは、骨粗しょう症や関節機能障害と同様に高齢者で危惧されています。さらに危険なのが「年だから仕方ない」という考え方。ロコモは進行の抑制や、予防もできます。まずは、日常生活で運動器に衰えがないか、自分の体を知ることが大切です。

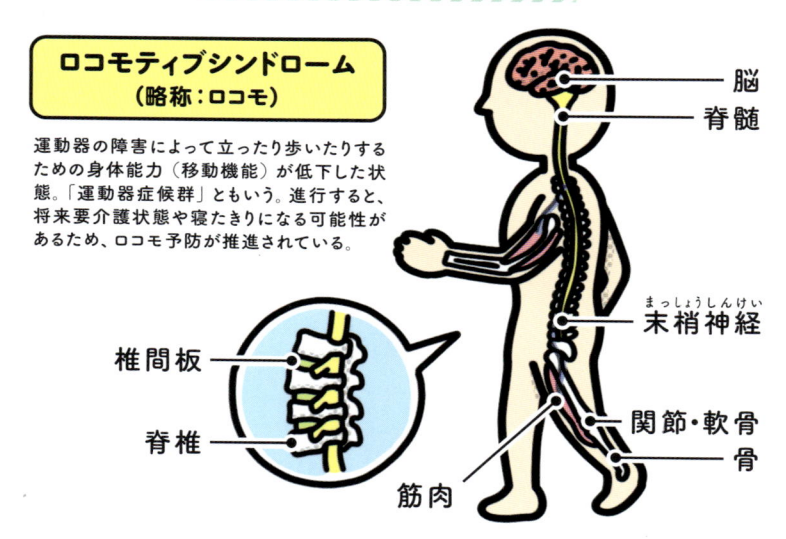

ロコモチェック

ひとつでも当てはまれば、ロコモのリスクが高まっている。

① 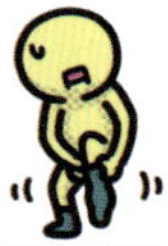 片脚立ちで靴下がはけない。

② 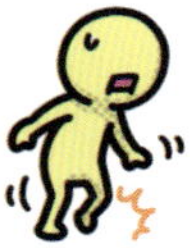 家の中でつまずいたりすべったりする。

③ 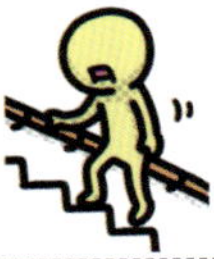 階段を上がるのに手すりが必要である。

④ 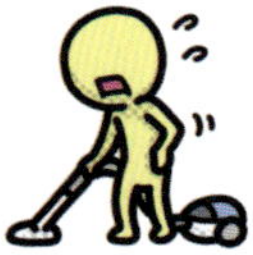 掃除機の使用や布団の上げ下ろしなど、やや重い仕事が困難である。

⑤ 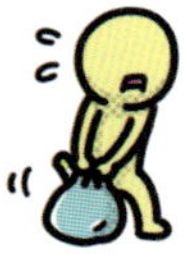 2kg程度の買い物をして持ち帰るのが困難である。

⑥ 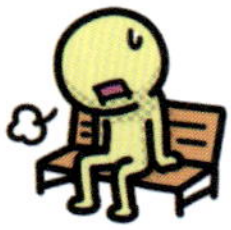 15分くらい続けて歩くことができない。

⑦ 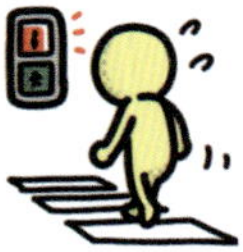 横断歩道を青信号で渡りきれない。

※日本臨床整形外科学会「ロコチェック」より編集。

自分で治すつもりが、症状は悪化

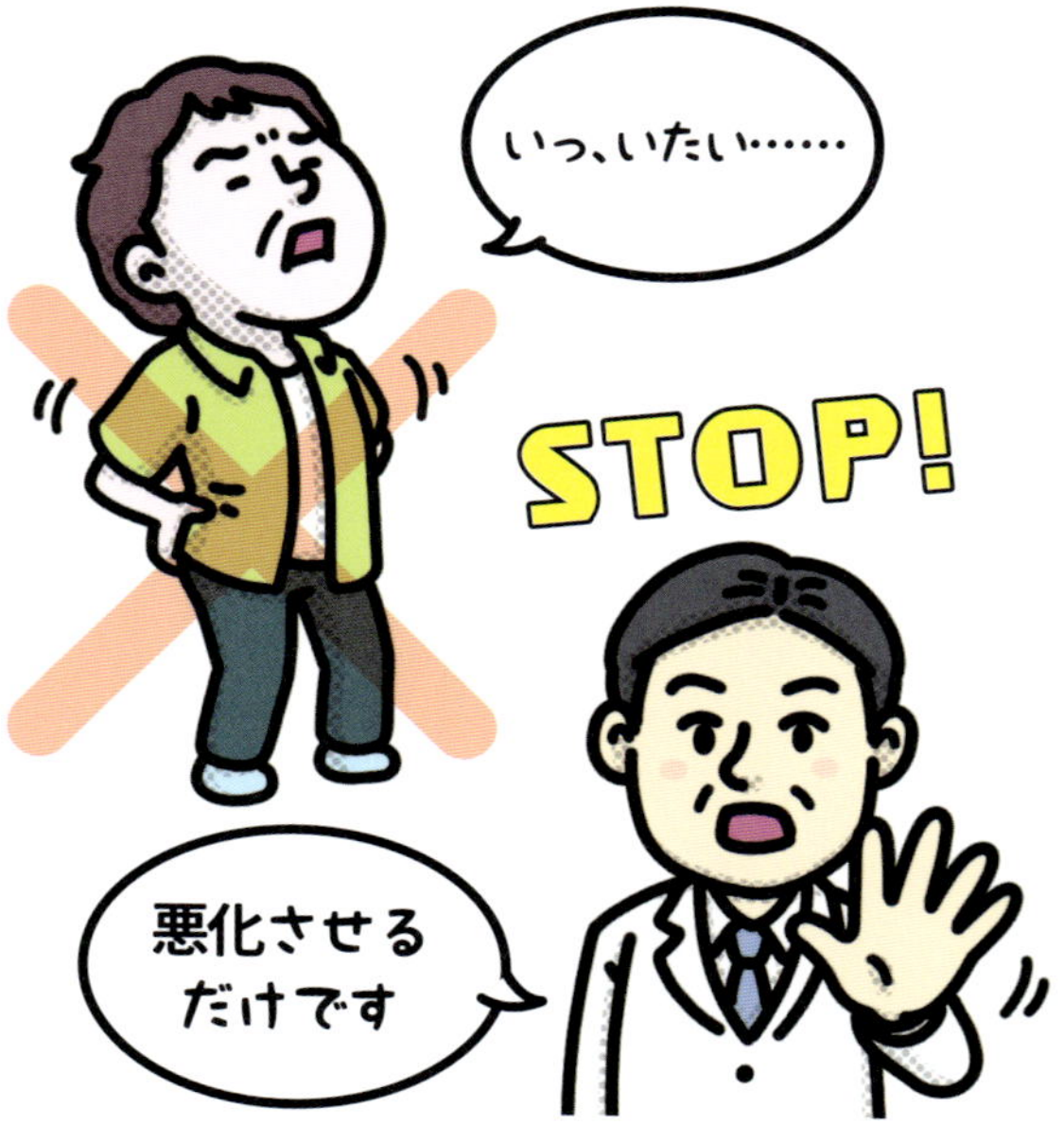

適正な検査、診断をもって はじめて治療法が決まる

世間には脊柱管狭窄症を〝自分で治す〟と提言した書籍やインターネットの情報があります。確かに自己管理で痛みを緩和させたり、症状を抑制したりすることはできます。ただし、それは症状や原因、またその人の体や生活面の特性によるので一緒くたにできません。**自己管理で症状を悪化させるリスク**もあります。治療方針や内容は、適正な検査と診断があってこそ決まります。

セルフケアが危険な理由

痛みなどの症状の発生の要因（背景因子）を突き止めず、独自に対処すると、かえって症状を悪化させることになる。

痛みの原因のある部位を悪化させてしまう

脊柱管狭窄症を発症している場合、背中を反らす動作は、神経（馬尾《ばび》や神経根《しんけいこん》）をより圧迫させ、症状を悪化させてしまう。それにより周辺の筋肉が炎症を起こすなどし、別の部位にも悪影響を及ぼす。

治療が遅れると症状が進行し、改善が困難になってしまう

症状が軽度の場合、薬物療法などの保存療法で改善することがある。しかし、治療が遅れることで症状が悪化すると、治療の選択肢を狭めることになり、改善しにくくなったり、改善まで長時間を要したりする。

診察と検査による確定診断がなければ、治療方針を立てられない

痛みやしびれなどの原因が、脊柱管狭窄症以外にあるケースもある。個人差もあるため、症状の度合いによらず、診察と精密検査による確定診断がなければ、治療法は見出せない。

← **次ページで改善するまでの流れを紹介!**

さまざまな治療法で改善を促す

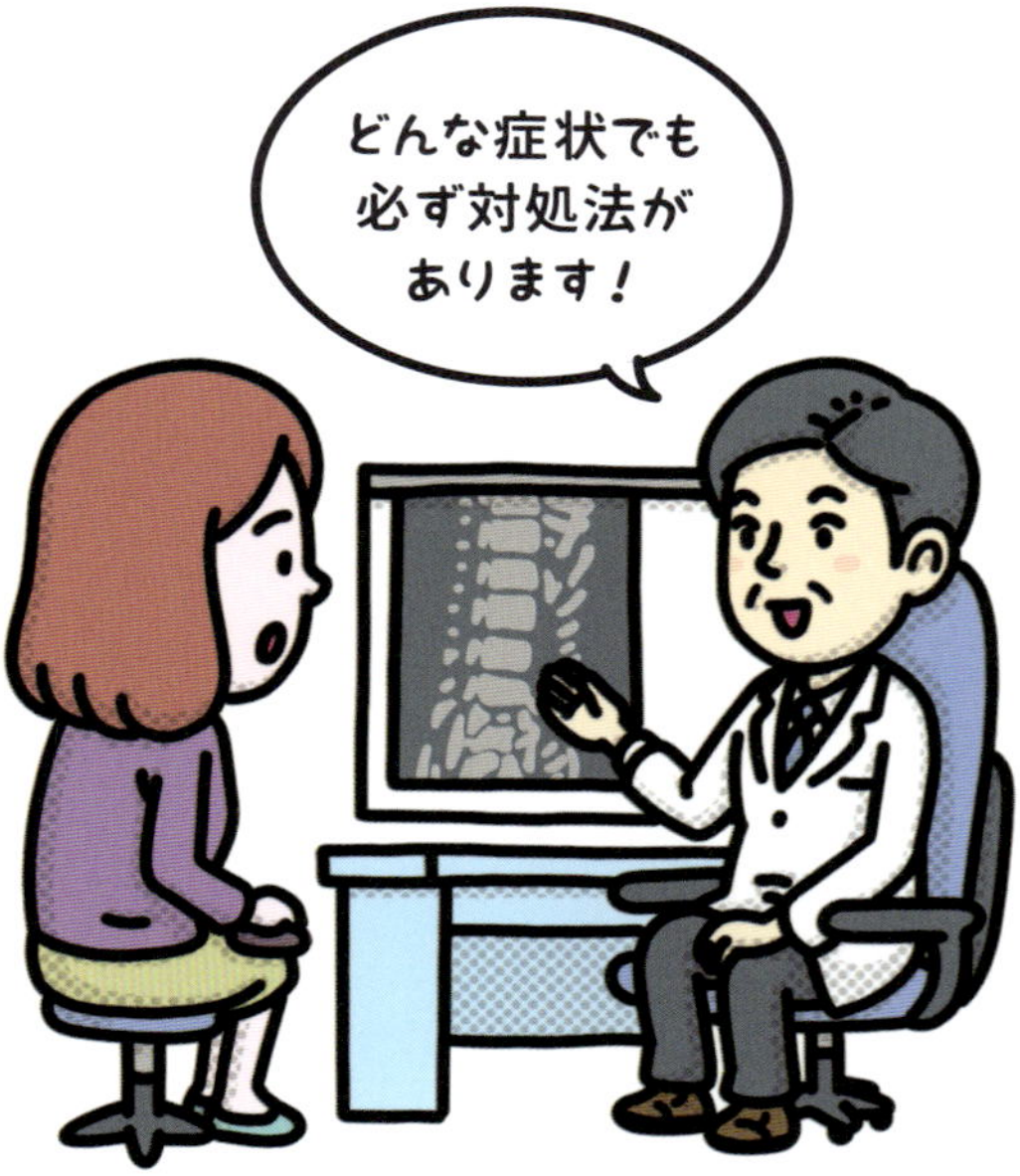

進行や慢性化は改善を遅らせ苦痛を増大させるだけ

どんな病気やケガでも早期診断・治療が大原則です。医師の診察と精密な検査によって、症状が発生している原因や、それを起こした背景因子を突き止めることができます。**治療の基本は、生活改善や理学療法、薬物療法、ブロック療法などの保存療法。手術は最後の手段**と考えます。どんな症状だとしても、必ず対処法があり、改善を期待できます。

治療の大まかな流れ

診断や検査結果に基づいて治療方針を立て、
医師と患者が二人三脚で治療を行っていく。

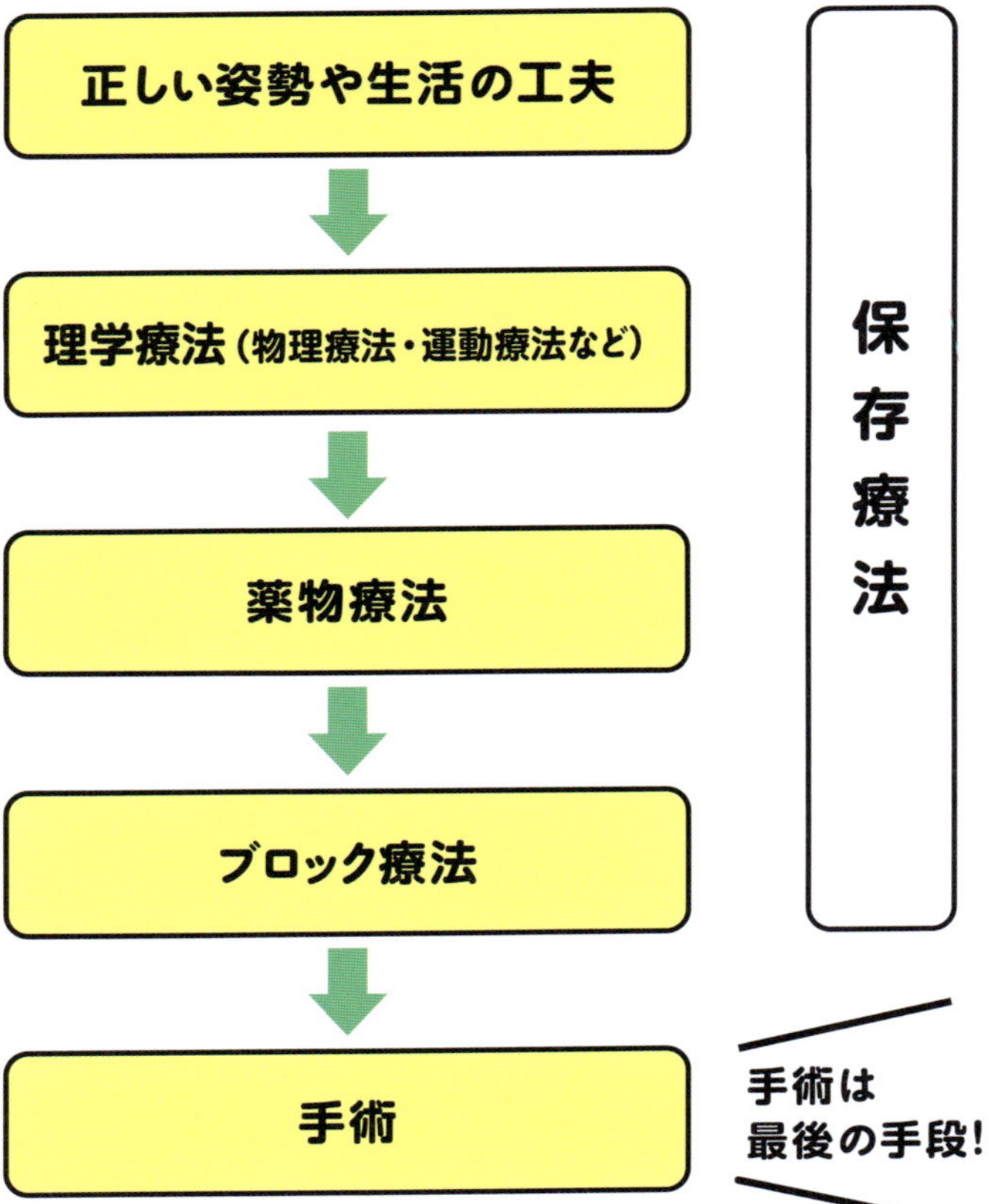
正しい姿勢や生活の工夫
理学療法（物理療法・運動療法など）
薬物療法
ブロック療法
手術
保存療法
手術は
最後の手段！

**ほかの病気を合併している場合は、
並行して治療していく**

脊柱管狭窄症は坐骨神経痛のひとつ

症状が似た病気はさまざま 治療内容が異なる

下肢に痛みやしびれを伴う症状の総称が、坐骨神経痛です。脊柱管狭窄症もそのひとつで、ほかには椎間板ヘルニアが主な病気です。また、坐骨神経痛と似た症状でも区別する必要のある整形外科の病気や、血流障害が原因で発症する病気もあります。これらは治療内容だけでなく、自己管理の方法も違います。自身での病気の見極めは困難です。

体勢によって痛み方が違う!

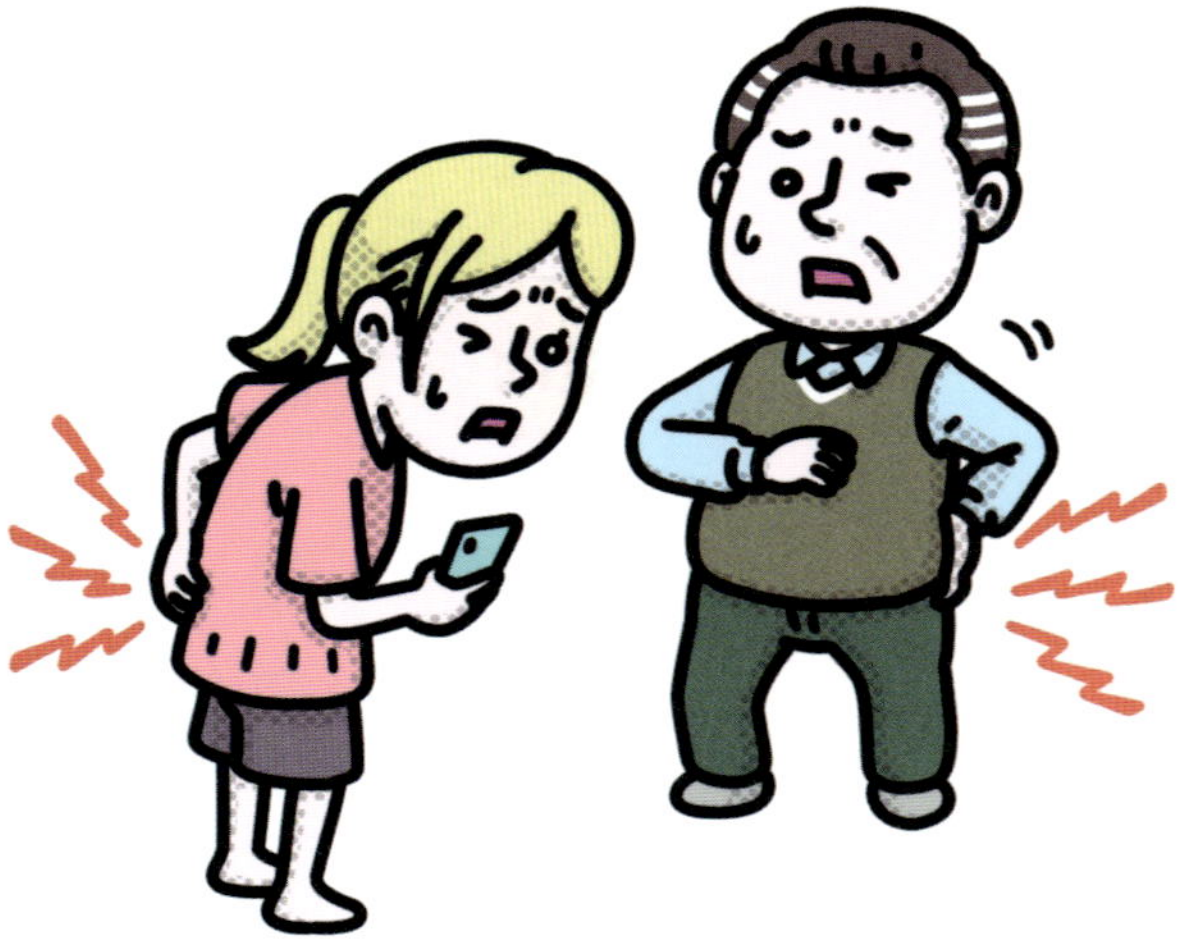

似た症状がある病気

精密な検査を求められる理由は、脊柱管狭窄症と
似た病気が多数あるから。合併していることもある。

○ 坐骨神経痛の主な病気

- 腰《よう》部《ぶ》脊《せき》柱《ちゅう》管《かん》狭《きょう》窄《さく》症《しょう》
- 腰《よう》椎《つい》椎《つい》間《かん》板《ばん》ヘルニア
- 腰《よう》椎《つい》分《ぶん》離《り》症《しょう》
- 腰《よう》椎《つい》分《ぶん》離《り》すべり症《しょう》

○ 坐骨神経痛と区別が必要な整形外科の病気

- 梨《り》状《じょう》筋《きん》症《しょう》候《こう》群《ぐん》
- 仙《せん》腸《ちょう》関《かん》節《せつ》障《しょう》害《がい》
- 椎《つい》間《かん》関《かん》節《せつ》障《しょう》害《がい》
- 殿《でん》皮《ひ》神《しん》経《けい》障《しょう》害《がい》

○ 血流障害が原因の病気

- バージャー病《びょう》
- 閉《へい》塞《そく》性《せい》動《どう》脈《みゃく》硬《こう》化《か》症《しょう》

← **次ページのセルフチェックで病気の可能性を探ろう!**

本当に脊柱管狭窄症？
痛みやしびれの原因をセルフチェック

症状の特徴などから、痛みやしびれの原因である病気をある程度推測できる。
下記の表の左側の内容に該当する場合、A～Dの白枠に○を入れてみよう。

	A	B	C	D
長い距離を歩くと下肢痛が出現する				／
前かがみ歩行や自転車走行は楽である		／	／	／
体の前屈がつらい	／		／	
下肢の冷感がある、足が冷たい	／	／		／
腰を反らせると、下肢の痛みやしびれが出現する		／	／	／
40歳以下である	／		／	／
スポーツ中に腰痛がある、もしくは以前にあった			／	／
腰を押すと、強く痛む場所がある	／	／	／	
仰向けに寝ると痛みがある			／	
腰を押さえて歩くと、痛みが軽くなる	／	／	／	
狭心症、心筋梗塞、脳梗塞の既往が（ひとつでも）ある	／	／		／
糖尿病がある、動脈硬化が進んでいるといわれたことが（どちらかひとつでも）ある	／	／		／
長時間座っているのがつらい	／	／	／	
	A合計　個	B合計　個	C合計　個	D合計　個

A～Dのうち、○のついた個数が最も多い病気が疑われる。

判定		
	3個以上	その病気を強く疑う
	1～2個	その病気の可能性がある
	0個	その病気の可能性が低い

A 腰部脊柱管狭窄症《ようぶせきちゅうかんきょうさくしょう》　□個

B 腰椎椎間板《ようついついかんばん》ヘルニア　□個

C 血流が原因で起こる末梢《まっしょう》循環障害　□個

D 骨盤周囲の組織（筋肉・神経・関節）の病気　□個

※上記の病気を合併している場合もある。

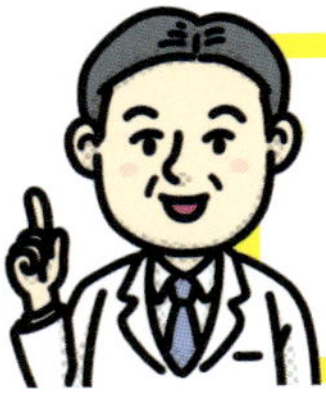

医療機関で確定診断を受けるまでの
自己対処も重要になるので、
本書の内容をしっかり把握してください。

ドクターコラム
ある患者の話❶

健康のためだからといって痛みをがまんして歩くのは危険

日本人の平均寿命は伸び続けています。さまざまな要因があると思いますが、個々人の健康志向の高まりもそのひとつでしょう。健康な体づくりで代表的なのが、ウオーキングです。1日1万歩という目標を持って実行している人もいます。もちろん、歩くことは筋力を高め、関節の動作をスムーズにし、心肺機能の低下を予防するのにも有効です。しかし、これは体を動かしてよいときに限ってのことです。

脊柱管狭窄症はお尻や下肢に痛みやしびれが出るだけでなく、歩行困難も伴います。この状況で長時間歩いたり、背筋を伸ばすような運動をしたりするのは逆効果。症状を悪化させてしまいます。

患者さんの中には、歩く回数を減らしたり、時間を短くしたりしただけで、痛みやしびれが劇的に改善された人もいます。難治性の病気ではありません。痛みやしびれから解放されるまでは、治療に専念しましょう。治療法の中にはリハビリテーションもあります。理学療法士など専門家の指示に従って体を動かし、改善を目指します。健康志向が根づいている人は、ついがんばってしまいがちですが、症状が改善されるまでは、歩きすぎないように注意しましょう。

1章

脊柱に起こっている異常を知る

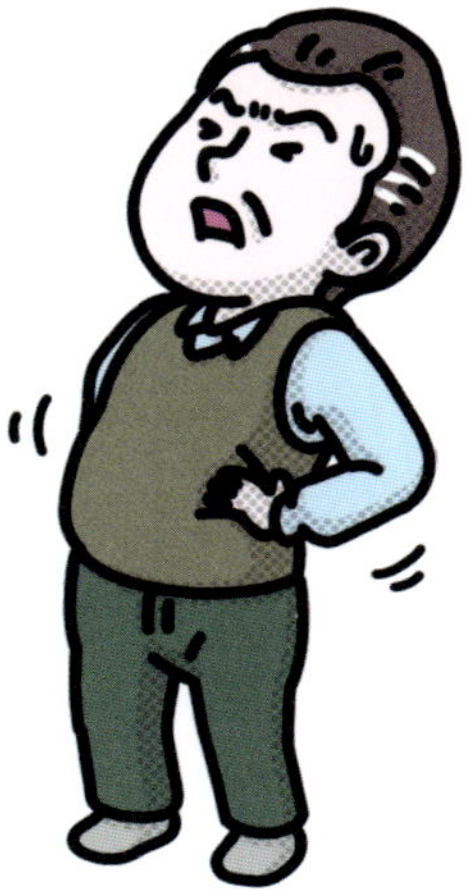

腰痛の原因を突き止めるのは、とても難しい。
しかし、脊柱管狭窄症は、
脊柱の変化が原因だと判明している。
脊椎や神経の構造から異常な状態を確認し、
病気の特性を理解することが、改善の一歩となる。

医学的知識 ①

骨格の構造を知る
脊柱は人体を支える重要な部位

複数の椎骨が連なって S字の曲線でバランスを取る

一般に背骨や脊椎と呼ばれるものは、医学用語では脊柱といいます。椎骨という小さな骨が連なり、上から頸椎が7個、胸椎が12個、腰椎が5個の24個と、その下にある仙椎（仙骨）と尾椎（尾骨）の5つのブロックで**自然なS字の曲線で構成**されています。**脊柱の中心部は中空になっているため脊柱管と呼ばれ、**その中に脊髄と馬尾《ばび》がおさ**まっています。**

脊柱の働き

- **神経を保護する**
- **体を支える**
- **手足を動かす**
- **内臓を保護する**

↓

ここに障害が起こると、痛みが発生するだけでなく身体活動が困難を極める。

脊柱管狭窄症も脊椎の障害によるもの

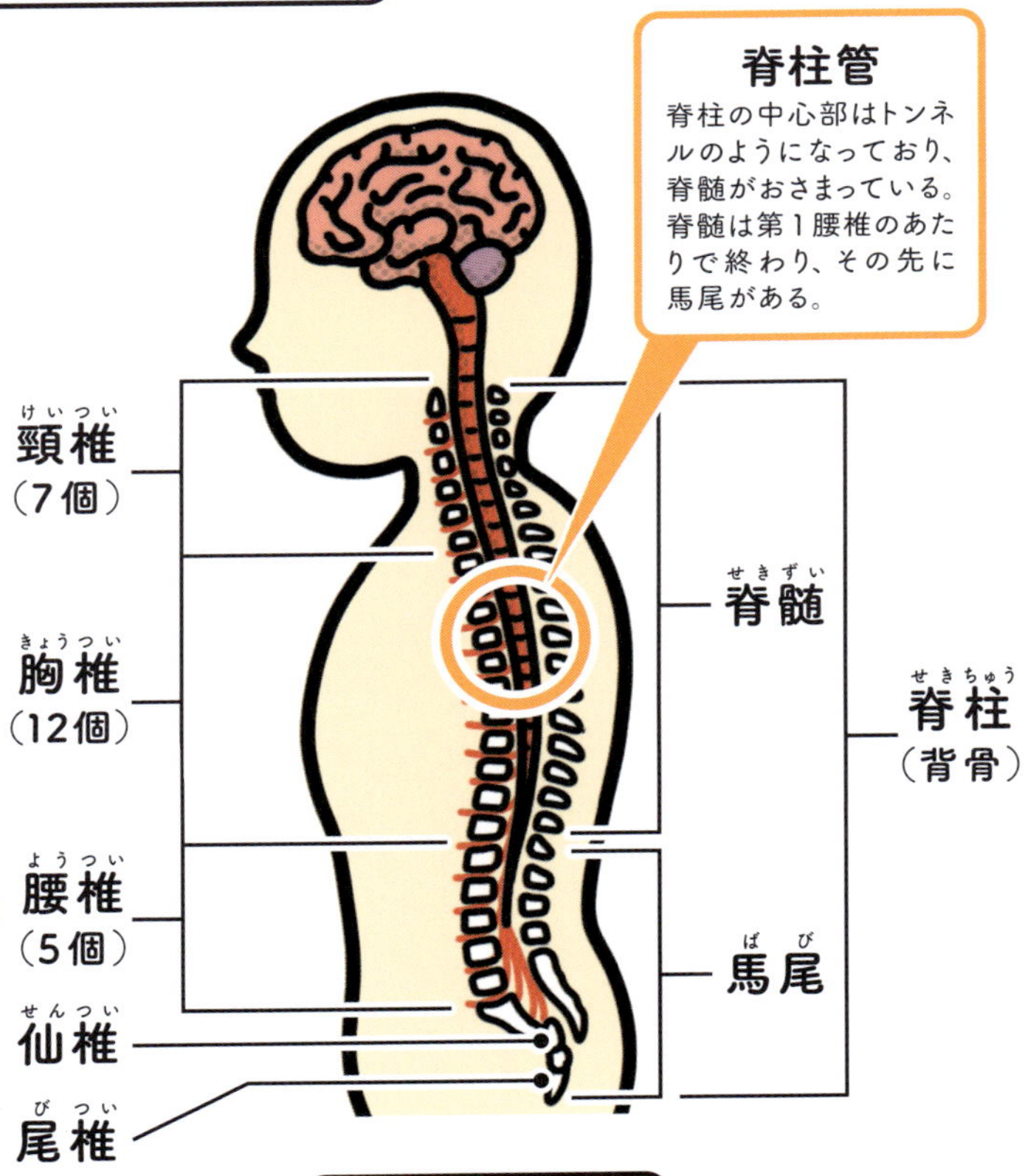
脊柱管
脊柱の中心部はトンネルのようになっており、脊髄がおさまっている。脊髄は第1腰椎のあたりで終わり、その先に馬尾がある。
頸椎《けいつい》
（7個）
胸椎《きょうつい》
（12個）
腰椎《ようつい》
（5個）
仙椎《せんつい》
尾椎《びつい》
脊髄《せきずい》
馬尾《ばび》
脊柱《せきちゅう》
（背骨）

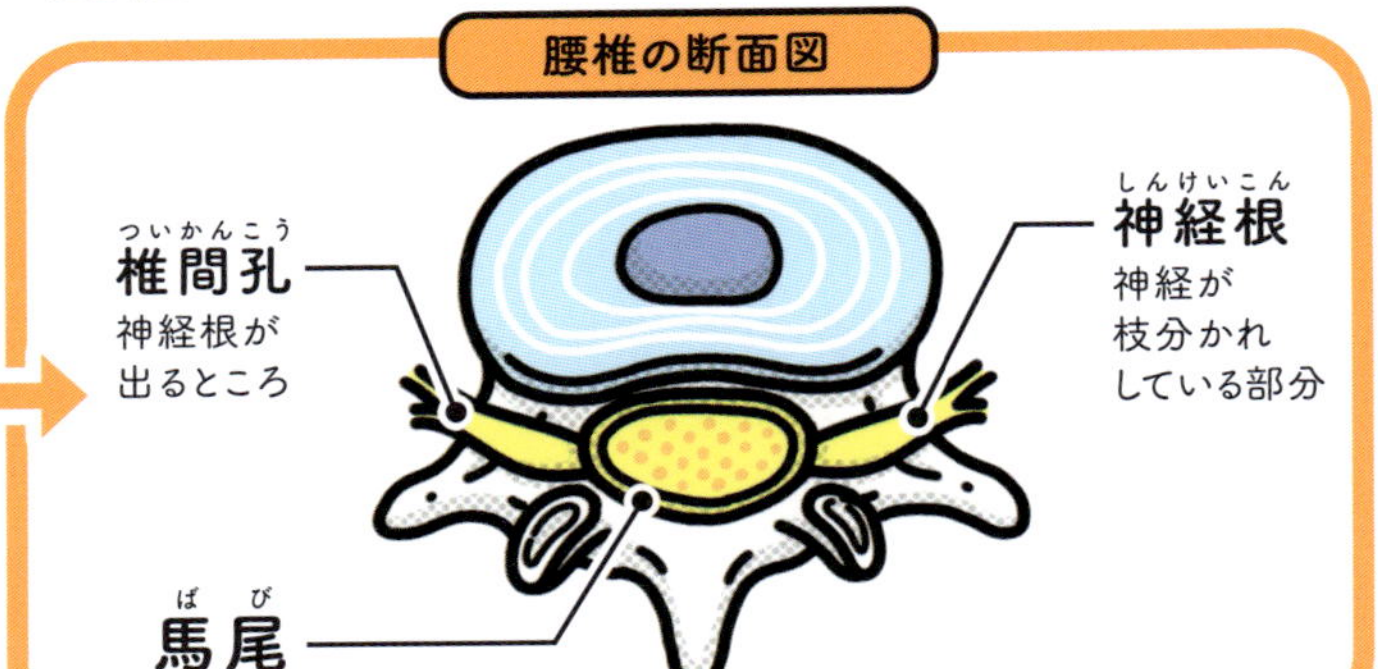
腰椎の断面図
椎間孔《ついかんこう》
神経根が
出るところ
神経根《しんけいこん》
神経が
枝分かれ
している部分
馬尾《ばび》

← 坐骨神経については次ページで紹介

医学的知識②

神経の構造を知る
坐骨神経は人体で最も長い神経

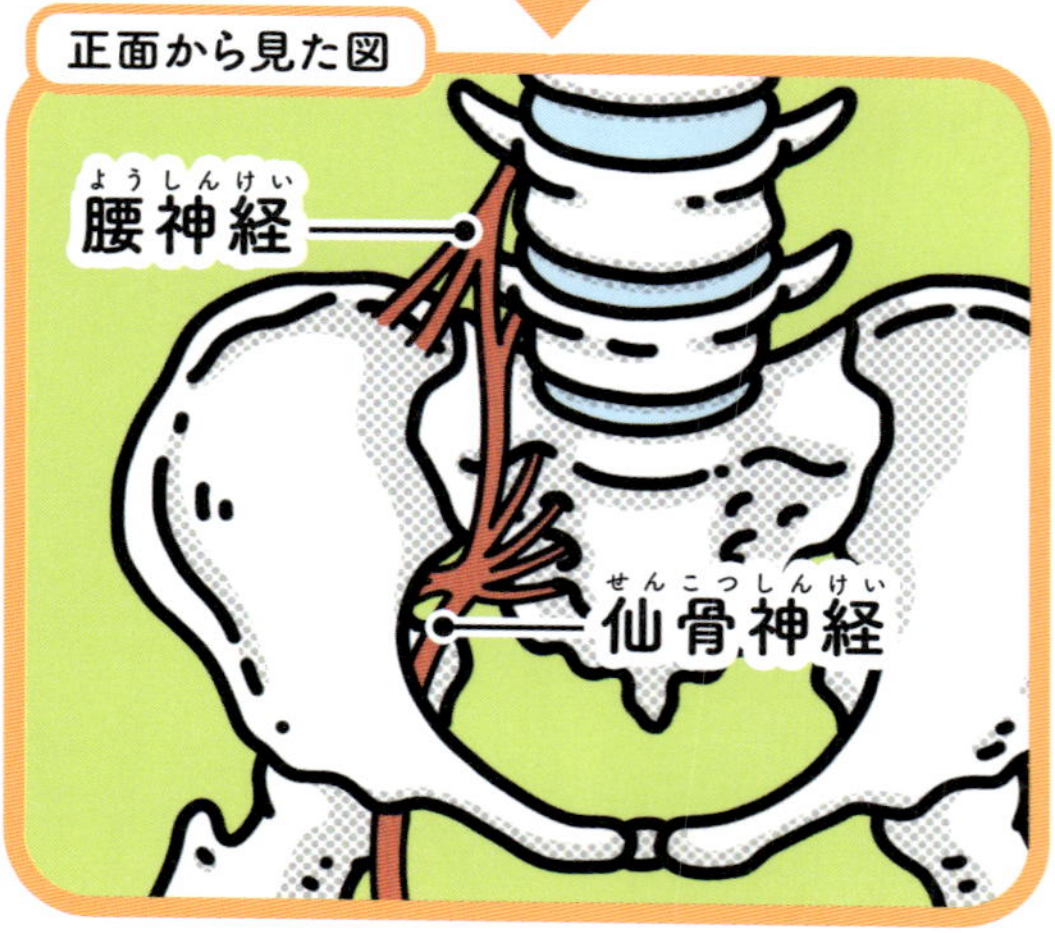

原因部位から離れた場所に神経を伝って痛みが生じる

坐骨神経痛は症状の総称で、脊髄の下に位置する馬尾《ばび》から足に向かってつながった神経が関係しています。馬尾は「腰神経」「仙骨神経」「尾骨神経」に分かれます。腰椎や仙骨から延びた神経は、左右1本ずつにまとまり、**坐骨からお尻と太ももの筋肉を通って足先まで延びています**。これが坐骨神経。脊柱管の障害で下肢に症状があらわれるのは、神経がつながっているからです。

腰神経《ようしんけい》

腰椎の左右のすき間から延びている。

仙骨神経《せんこつしんけい》

仙骨にあいている左右5個ずつの穴から延びている。

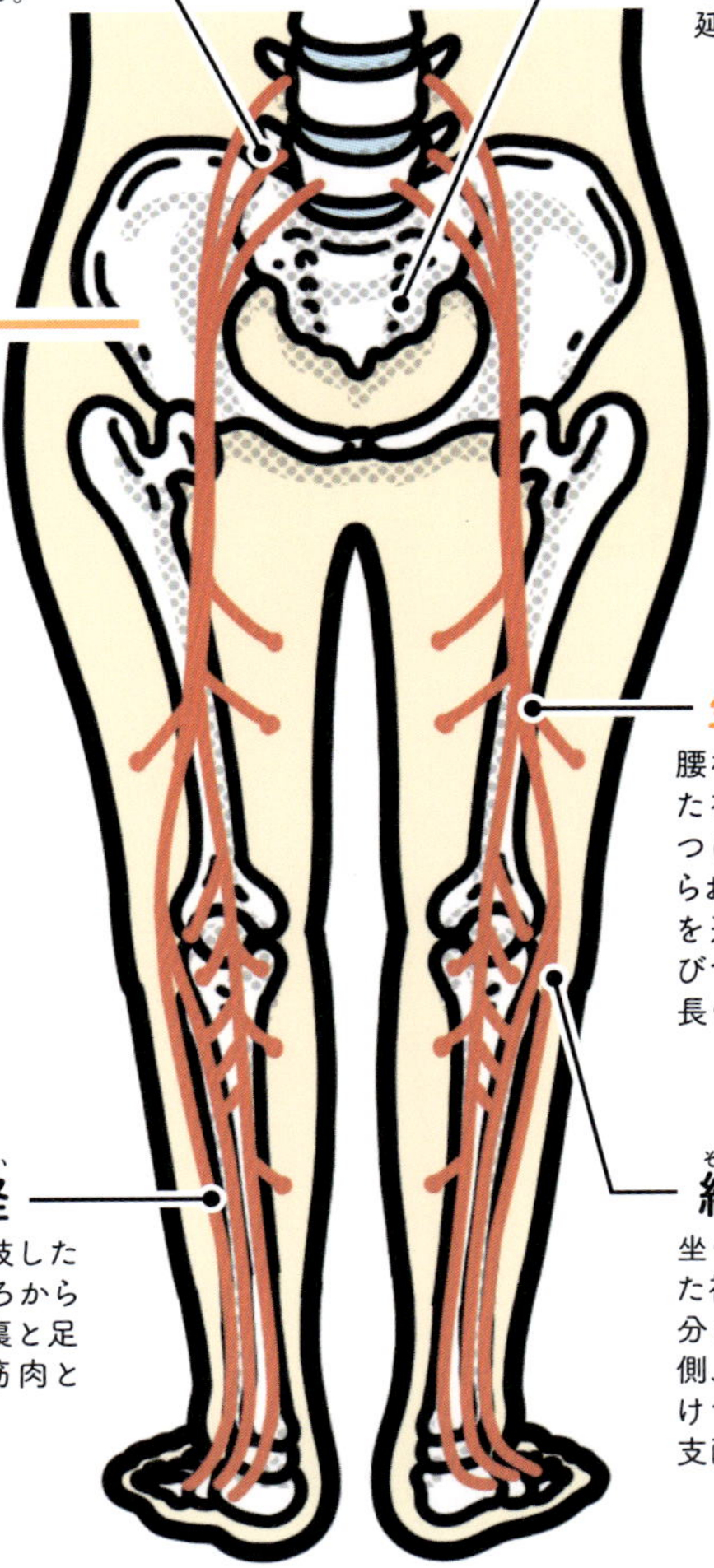

坐骨

坐骨神経

腰椎や仙骨から延びた神経が左右1本ずつにまとまり、坐骨からお尻と太ももの筋肉を通って足先まで延びている。人体で最も長くて太い末梢神経。

脛骨神経《けいこつしんけい》

坐骨神経から分岐した神経。太ももの後ろからふくらはぎ、足の裏と足の指にかけての筋肉と皮膚を支配する。

総《そう》腓《ひ》骨神経《こつしんけい》

坐骨神経から分岐した神経。太ももの下半分の前側、すねの外側、足の甲の指にかけての筋肉と皮膚を支配する。

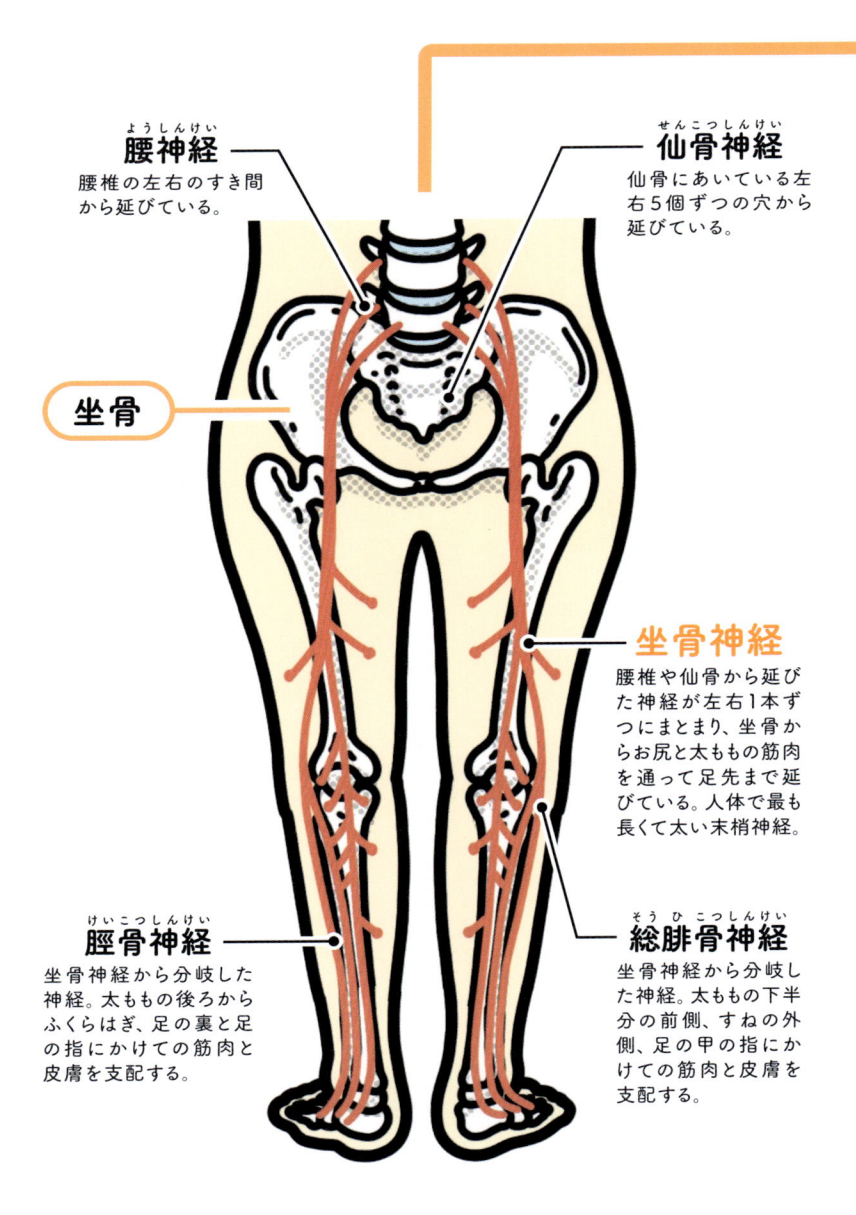

医学的知識 ③

坐骨神経痛は腰椎の病気が原因で起こる

脊柱管狭窄症は坐骨神経痛の原因のひとつである

坐骨神経痛があらわれる部位

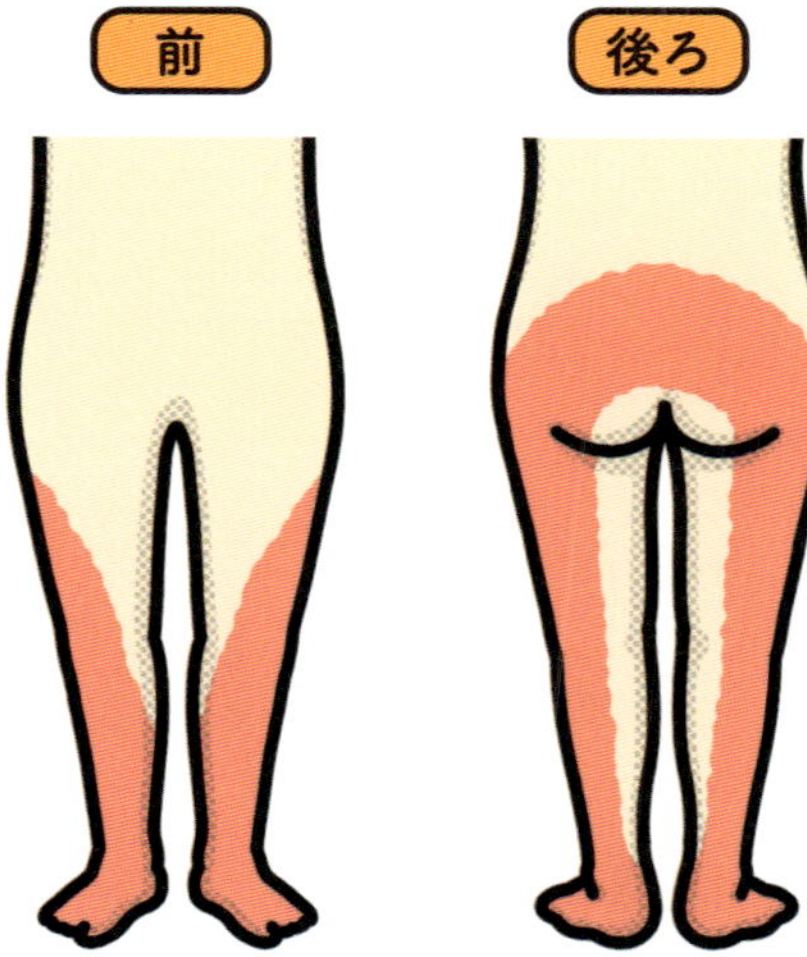

坐骨神経がなんらかの刺激を受けると、痛みやしびれが発生します。坐骨神経は坐骨から足先まで延びているため、お尻や下肢のどこかで症状があらわれます。例えば、ふくらはぎにしびれがあるとき、その原因がふくらはぎにあると思ってしまいますが、必ずしもそうではありません。**坐骨神経痛の主な原因は腰椎の異常です。そのひとつが、脊柱管狭窄症**なのです。後ほど詳しく説明しますが、脊

坐骨神経痛の原因となる病気

○ 脊柱の病気の例

- 腰《よう》部《ぶ》脊《せき》柱《ちゅう》管《かん》狭《きょう》窄《さく》症《しょう》
- 腰《よう》椎《つい》椎《つい》間《かん》板《ばん》ヘルニア
- 腰《よう》椎《つい》分《ぶん》離《り》症《しょう》
- 腰《よう》椎《つい》分《ぶん》離《り》すべり症《しょう》
- 腰《よう》椎《つい》変《へん》性《せい》すべり症《しょう》
- 腰《よう》椎《つい》圧《あっ》迫《ぱく》骨《こっ》折《せつ》（骨粗しょう症）
- 変《へん》性《せい》側《そく》弯《わん》症《しょう》
- 結《けっ》核《かく》性《せい》脊《せき》椎《つい》炎《えん》（カリエス）
- 化《か》膿《のう》性《せい》脊《せき》椎《つい》炎《えん》

柱管が狭くなったことで神経根《しんけいこん》や馬尾《ばび》が圧迫され、坐骨神経に影響が出ているのです。

坐骨神経痛の要因としては、腰椎椎間板ヘルニアも多く、ほかにも腰椎分離症、腰椎分離すべり症、腰椎変性すべり症、腰椎圧迫骨折（骨粗しょう症）、変性側弯症、結核性脊椎炎（カリエス）、化膿性脊椎炎などさまざま。脊柱のどこかで脊髄に障害が起こると、足先まで延びている神経の関係で症状が出現します。**改善には、障害が起こっている場所と病気を突き止めることが必要**になります。

腰やお尻、太もも、ふくらはぎ、すね、足のどこか、または広範囲に痛みやしびれ、感覚マヒがあらわれ、重症化すると歩行障害を伴うこともある、それが「坐骨神経痛」の恐ろしい側面です。

医学的知識④

下肢の運動と感覚を支配する坐骨神経の働き

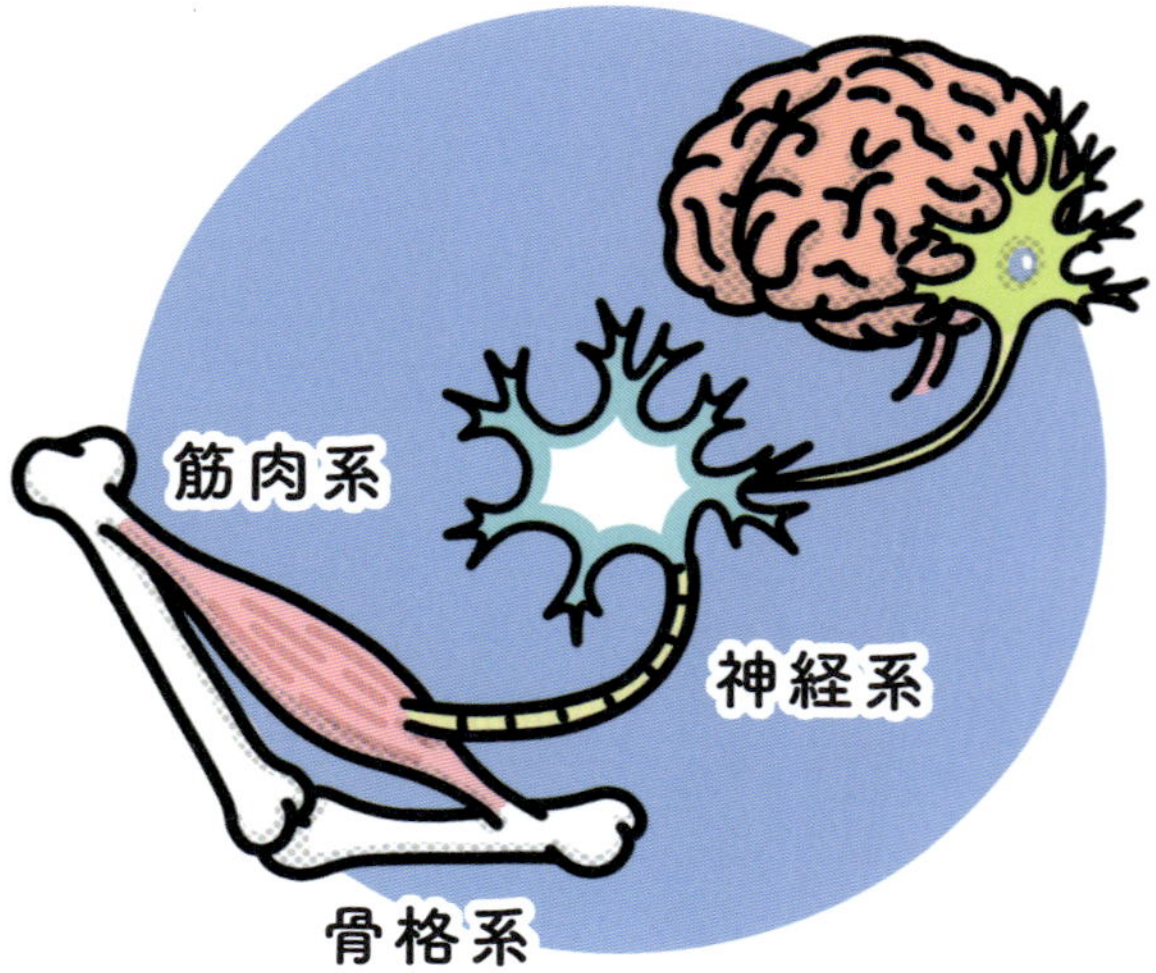

感覚と運動をつかさどる坐骨神経 痛みは神経の機能障害のひとつ

　人体には、全身に神経が網の目のように張りめぐらされています。これらの神経で情報を高速に伝達し、人体を操っています。全身から集まってくる情報を処理し、また全身に指令を出しているのが、脳と脊髄の中枢神経です。体の各部分を結んでいるのが末梢《まっしょう》神経で、運動神経と知覚神経、自律神経の3つで構成されています。

　坐骨神経は末梢神経のひとつで、脳や脊髄

坐骨神経痛の主な症状

お尻や下肢に痛みやしびれがある

お尻、太ももやふくらはぎの後ろや外側、かかとや足の裏のどこか、または広範囲に電気が走ったような痛みや、ズキズキとした激痛がある。

間欠《かんけつ》（性）跛行《はこう》がみられる

数分歩くと下肢の痛みやしびれが強くなって歩けなくなるが、少し休むと痛みが軽減されて歩けるようになる、というのを繰り返す。（P40）

長時間立っているのがつらい

痛みやしびれが強くなって、立っていられなくなり座りこんでしまう。椅子から立ち上がるときに痛みが出たり増したりすることもある。

下肢の脱力症状がある

下肢や足の筋力が低下するほか、だるさや冷えを感じることもある。異常感覚が出ることもある。

からの指令が送られ（運動神経）、下肢の皮膚や筋肉、関節で感じたものを脳に伝えています（知覚神経）。**坐骨神経が正常に働いていれば、自由に体を動かせ、的確な感覚を得られるわけです。**逆にいうと、正常に働いていなければさまざまな障害が起こり、痛みなどの症状があらわれます。

症状の傾向としては、**腰痛から始まり、痛みやしびれが、お尻、太ももやふくらはぎの後ろや外側、かかとや足の裏に広がっていきます**。痛みの程度はさまざまで、激痛になることもあります。また、**安静時でも症状が出たり、長時間立っていられなくなったり、間欠（性）跛行（上記参照）がみられたり、下肢に脱力症状が出たりします**。さらに排尿障害や便秘を伴うこともあります。

医学的知識⑤

坐骨神経痛の主な発端は腰椎の変形による脊柱管の狭窄

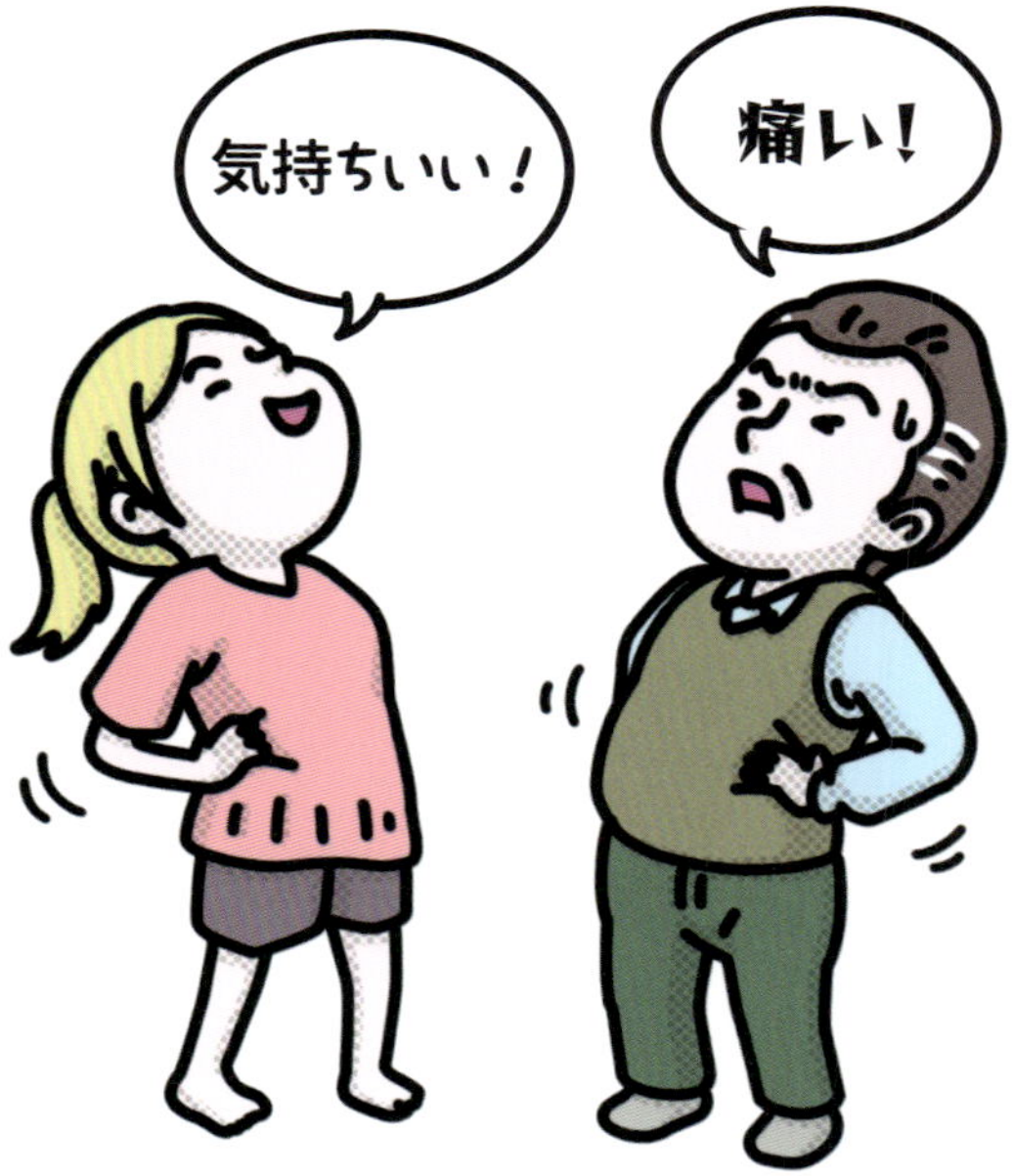

脊柱管狭窄症と腰椎椎間板ヘルニア 高齢者はふたつが合併することも

坐骨神経痛の原因にはさまざまな病気がありますが、その中でも脊柱管狭窄症と腰椎椎間板ヘルニアが大半です。**前者は腰を反らしたときに下肢に痛みが増すのに対し、後者は腰を前に曲げたときに下肢の痛みが増す**特徴があります。混同されることもありますが、治療法は異なります。また、脊柱管狭窄症は50歳以降に多くみられます。個人差があり、両方を発症しているケースもあります。

脊柱管狭窄症と腰椎椎間板《ようついついかんばん》ヘルニアの比較

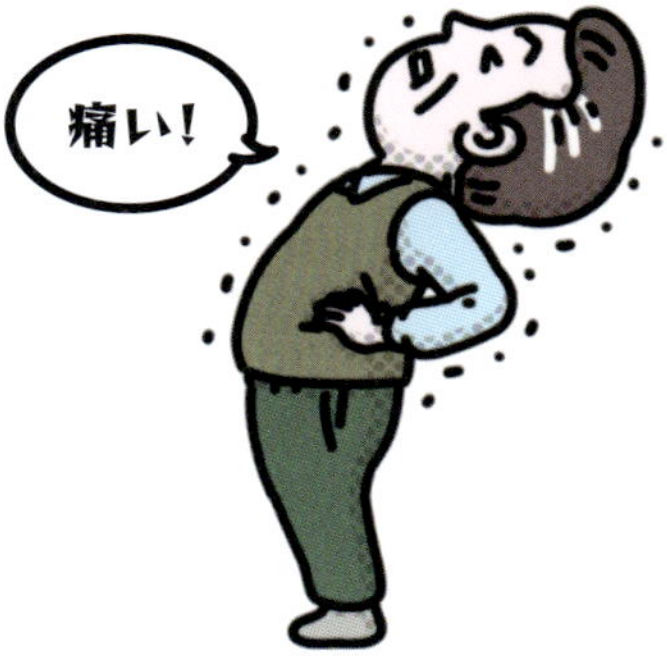

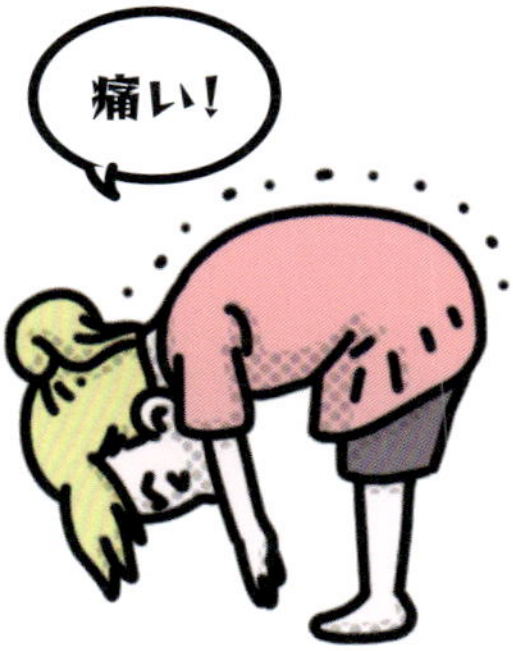

	脊柱管狭窄症	腰椎椎間板ヘルニア
年齢	50歳以降の人に多い	20～40歳代が最も多い
背景因子	加齢、先天性、発育性	腰への過度な負担
痛む体勢	腰を反らす	前かがみになる
進行による症状	下肢の痛みやしびれが強くなり、間欠《かんけつ》（性）跛行《はこう》（P40）がみられるようになる。	腰や下肢の痛みが強くなり、立ったり歩いたりできなくなる。
腰椎の状態	椎間板や靭帯《じんたい》の変形、骨棘《こつきょく》の出現により脊柱管が狭くなっている。 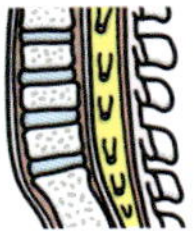	腰椎の椎間板が変形し、脊柱管に飛び出している。 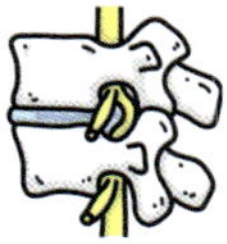

医学的知識 ⑥

脊柱管狭窄症は脊柱管の内側を守れなくなった状態

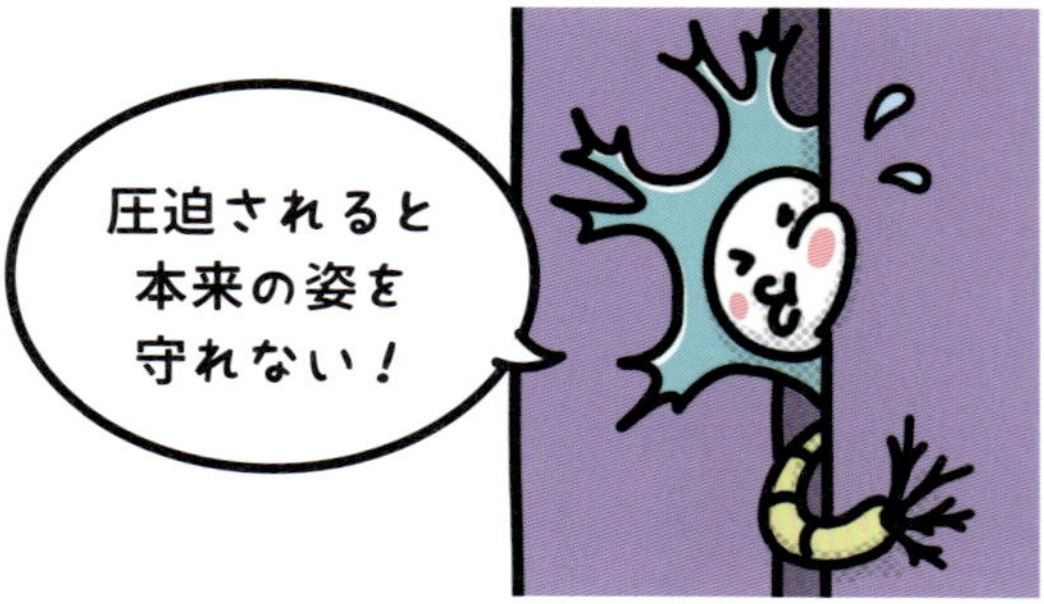

脊髄の役割

脳からの指令を末梢《まっしょう》に伝えたり、末梢からの情報を脳に伝えたりする、中枢神経。

馬尾の役割

脊髄の末端部分から枝分かれした神経の束で、神経根につながる。

厳重に守られている脊髄や馬尾《ばび》が圧迫される

普段は中枢神経である脊髄と、その先にある馬尾（神経）や多数の神経根《しんけいこん》により、下肢の機能を正常に保っています。神経は椎骨と後《こう》縦靱帯《じゅうじんたい》、黄色靱帯によってできた脊柱管の内腔におさまっています。さらに、脊髄や馬尾は硬膜《こうまく》で覆われています。このように厳重に守られている脊髄や馬尾ですが、脊柱管が狭くなることで圧迫されることがあるのです。**脊柱管が狭くなる要因は、椎骨に骨棘《こつきょく》**（棘のような

脊柱管の正常な状態と変形した状態

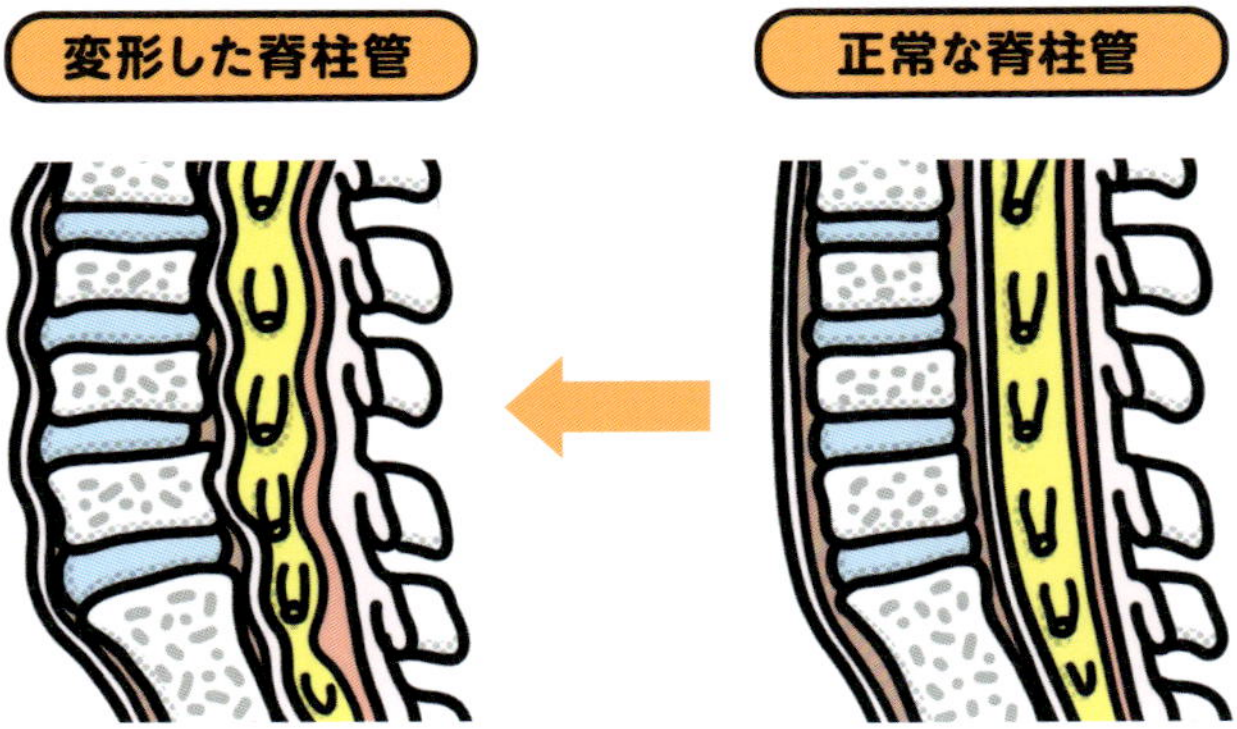

椎骨に骨棘ができたり、肥厚したり、椎間板が薄くなったりして、脊柱管が変形。内腔で狭い部分ができ、神経が圧迫されている。

突起）**ができたり、靭帯が肥厚《ひこう》したり**（分厚くなり）**、椎間板が薄くなって脊柱管が変形すること**。加齢などによって椎間板の弾力性が失われていくことで発生します。つまり、**誰にでも起こり得る現象**なのです。脊柱管が生まれつき狭いという先天性のケースも稀にありますが、体の成長過程で脊柱管が十分に広がらなかった発育性狭窄によるものが多いです。

　脊柱管が狭くなることで、馬尾や神経根に圧がかかり、坐骨神経痛が発症します。また、姿勢によって圧のかかる度合いが変わります（P48）。そのため、**姿勢や動きの自己管理によって坐骨神経の圧迫が軽減され、症状をやわらげることができます**。これで痛みがおさまり改善される人もいますが、脊柱管の変形がもとに戻ったわけではありません。

医学的知識 ⑦

脊柱管狭窄症の症状は進行度合いによっても変わる

間欠《かんけつ》（性）跛行《はこう》がある状態で放置しておくとかなり危険

脊柱管狭窄症で初期の段階からあらわれる症状が痛み。**痛みの度合いは脊髄や馬尾《ばび》を覆う硬膜《こうまく》にかかる圧の大きさも関係**しています。前かがみになると、痛みが軽減するのは硬膜への圧が小さくなるから（姿勢による圧の大きさは、P48参照）。初期の段階では、姿勢によって痛みをある程度軽減させられますが、進行するとまた違う症状があらわれます。そのひとつが間欠（性）跛行です。

●初期の主な症状

- お尻や下肢に痛みやしびれがある
- 長時間立っているのがつらい

●進行後の主な症状

- 間欠（性）跛行がみられる
- 下肢の脱力症状がある

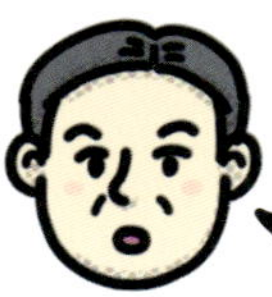

痛みによる苦痛だけだったのが、やがて身体活動に障害を起こします。生活に支障が出る前に対処することが重要です。

長い距離や続けての歩行ができない！

間欠（性）跛行

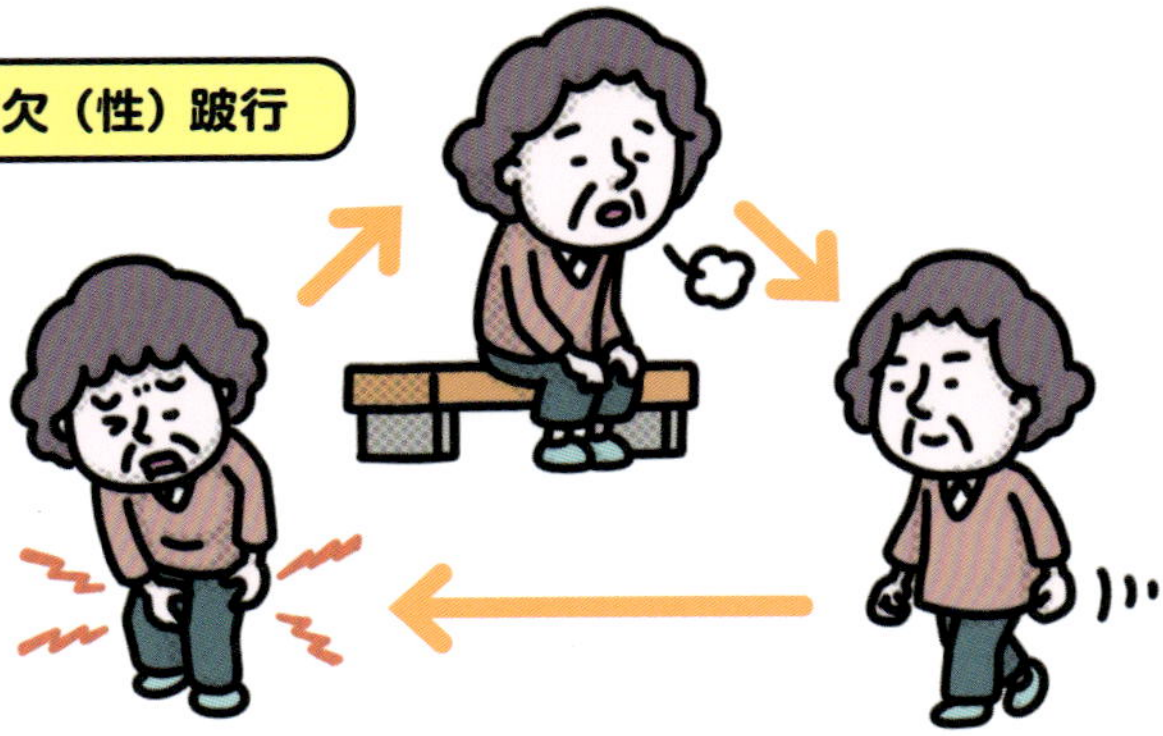

歩き始めたときは平気でも、一定時間、または一定距離を歩くと痛みが生じ、歩けなくなる。前かがみの姿勢で休むとまた歩けるようになるが、すぐに痛みがあらわれる。

数分歩くと下肢の痛みやしびれが強くなって歩けなくなりますが、前かがみの姿勢になって少し休むと痛みが軽減されて歩けるようになります。**歩く→休む→歩くというのを繰り返す症状を間欠（性）跛行**といいます。立ち続けているときにも同じような症状があらわれます。悪化すればするほど、歩いたり立ったりする時間が短くなってきます。自己管理だけで対処できない状況ですので、すぐに医療機関で受診してください。

間欠（性）跛行は神経が圧迫されていることに加え、神経内の血流が阻害されていることで起こるといわれています。**下肢の動脈硬化や、脊髄の血管の奇形などが原因になっているケースもある**ので、放置しておくのは危険です。

医学的知識⑧

「神経根型《しんけいこんがた》」「馬尾型《ばびがた》」「混合型」脊柱管狭窄症の3つのタイプ

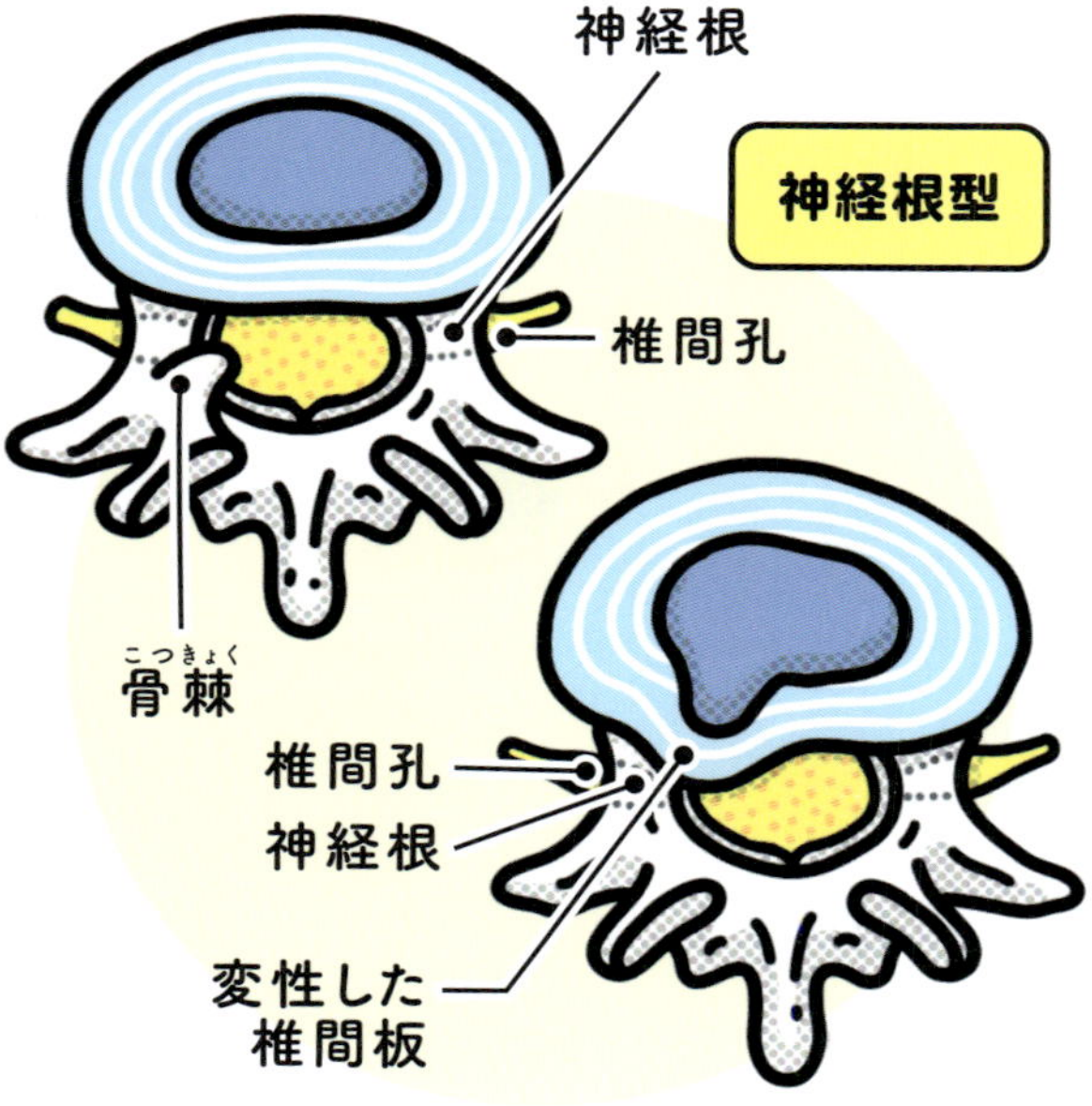

圧迫されている神経の場所で症状も治療も変わる

実は現代医療で、脊柱管狭窄症の統一された定義はありません。日本脊椎脊髄病学会では「脊柱管、神経根管、椎間孔における部分的、分節的あるいは全体的な狭小化であり、骨によるものも軟部組織によるものもあり、骨性脊柱管のみ、硬膜管のみ、あるいは両方が狭小化しているものがある」としています。つまり、**脊柱管狭窄症を一緒くたに扱えない**わけです。その根底にあるのが、神経の圧迫さ

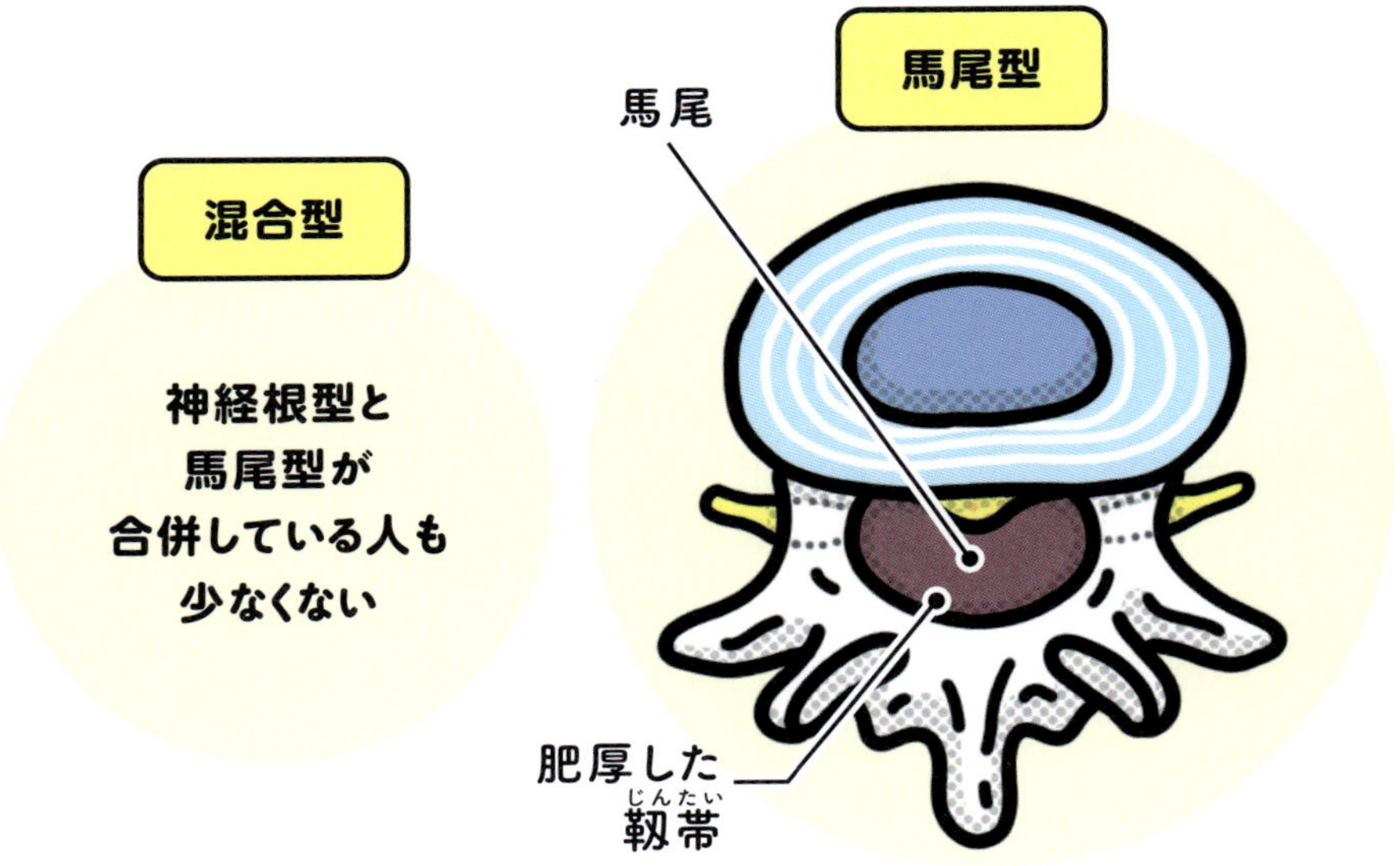
馬尾型
馬尾
混合型
神経根型と
馬尾型が
合併している人も
少なくない
肥厚した
靱帯《じんたい》

れている場所が違うことです。**椎間孔から出ていく神経の根本部分が圧迫されているものを「神経根型」**といいます。骨棘や椎間板の変形が原因で、多くは左右の椎間孔の神経のどちらかが圧迫されています。そのため症状も片側にだけ出て、坐骨神経に沿って痛みやしびれがあります。

一方、**馬尾が圧迫されているものを「馬尾型」**といいます。脊柱を支えている靱帯が分厚くなったことが原因。症状は左右両方に出ることがほとんどで、進行すると間欠《かんけつ》（性）跛《は》行《こう》、下肢の冷え、感覚が鈍る（マヒ）、脱力症状があります。さらに尿障害や排便障害があらわれることもあり、多くの場合、手術治療が必要になります。**「神経根型」を合併した「混合型」**も同様です。

医学的知識⑨

発症する原因を探し出し背景因子を取り払う

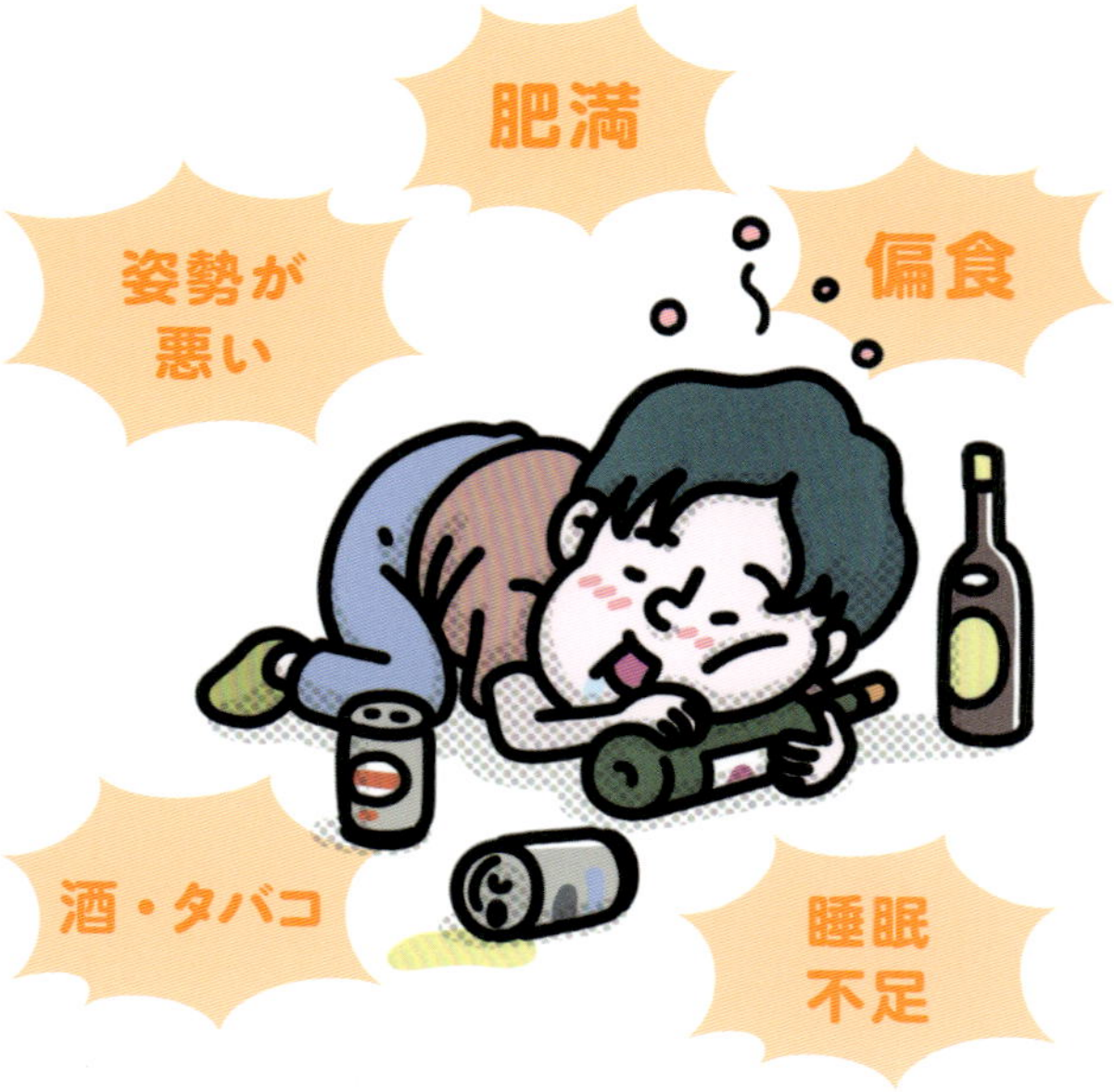

加齢だけでなく、生活習慣やほかの病気も影響する

脊柱管狭窄症を発症する原因はさまざまです。遺伝子疾患の軟骨形成不全症では、先天的に脊柱管が狭い状態にあります。脊柱管狭窄症は、加齢による脊柱管の変形が主な原因ですが、発症しない人もいます。それは、もともとの脊柱管の太さに個人差があるからです。発育の過程で脊柱管が十分広がる人と、十分広がらない人がいて、十分広がらない状態を発育性脊柱管狭窄症といいます。そのほか、**腰**

ストレスで痛みが強くなることもある!

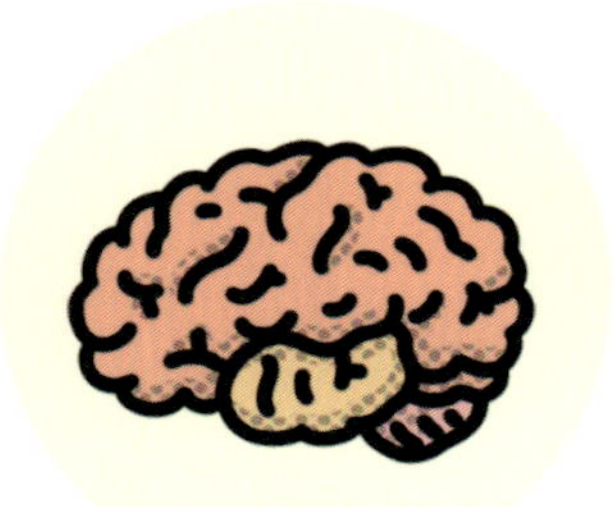

“歩けない”“治らない”
といった不安も
ストレスになる

ストレスで自律神経が乱れる

↓

脳の鎮痛作用が正常に働かなくなる

↓

坐骨神経痛を強く感じる

↓

ストレスが強くなる

（→ **悪循環** → ストレスで自律神経が乱れる）

椎分離・すべり型、医原型（過去に受けた腰椎への手術などにより狭窄したもの）、**外傷後遺型**（受傷したときを契機に発症するもの）**があり、それ以外の病気が関与して発症することも**あります。

つまり、診察や検査で症状の発生原因となっている背景因子を探り出すことが大切なのです。

一方で加齢が原因の場合も、生活習慣がさまざまな病気に関係していることはご存じのとおり。これは**血流阻害が主な要因**です。また、ストレスも関与しています。**ストレスがもとになって痛みやしびれを感じることもあれば、症状がストレスになって活動量が減り、さらにストレスがたまるという悪循環で症状を悪化させることもある**のです。ストレスは筋肉を緊張させ、関節の動きを阻害することも医療現場から報告されています。

医学的知識 ⑩

神《しん》経《けい》根《こん》型《がた》や軽症の場合は進行を抑えるために自己管理する

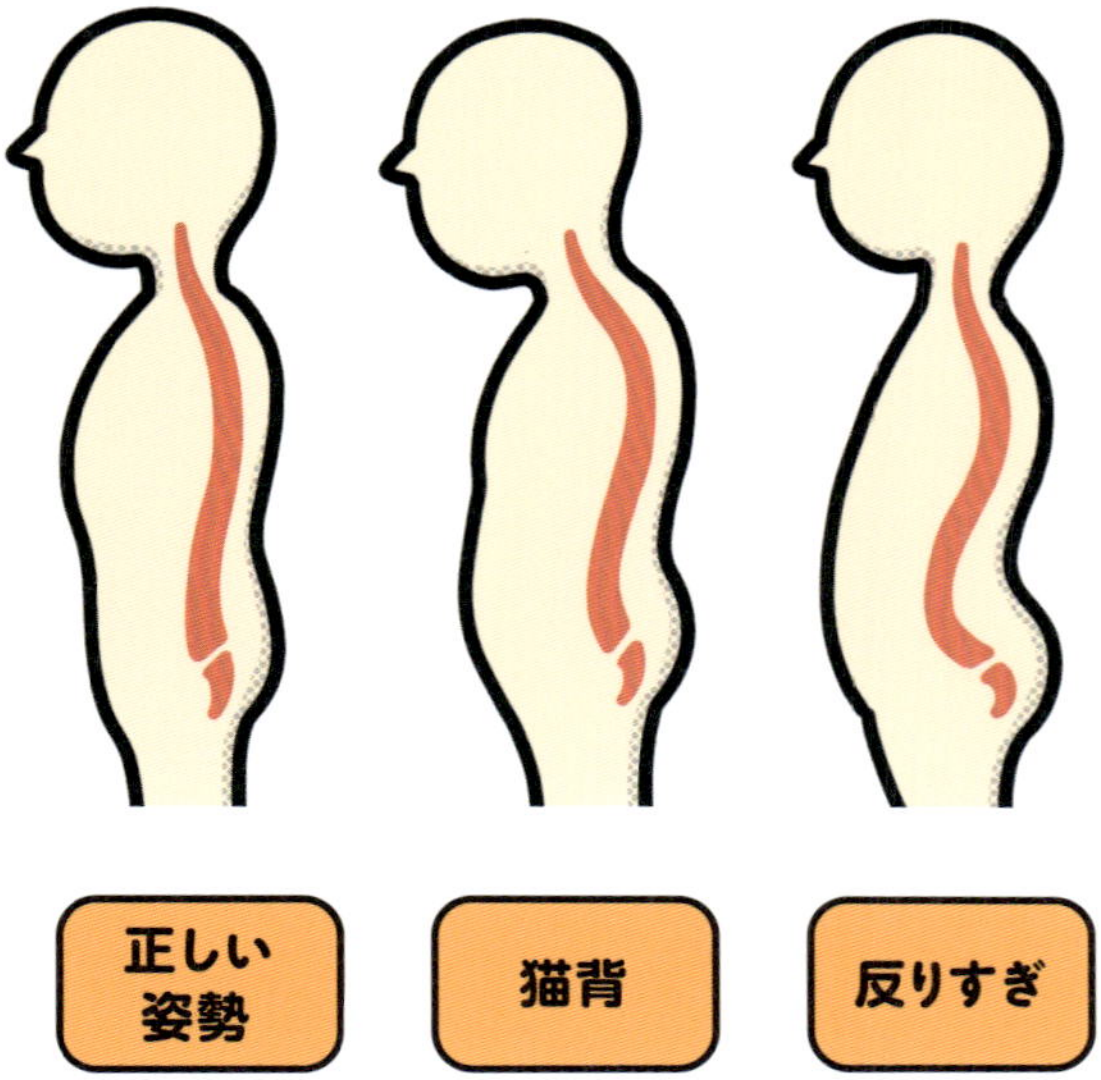

背骨のS字カーブを保つ自己管理で症状が軽減する

世間には、「坐骨神経痛は自分で治せる」とか、「脊柱管狭窄症は手術しないと改善しない」とか、両極端な情報が流れていますが、解釈次第では取り返しのつかない事態を招いてしまいます。どちらの情報も×か△で、△の部分について、ここで解説していきます。

まず「脊柱管狭窄症の改善＝狭窄状態が改善する」ではないことを前提とします。**症状を緩和させる、悪化を防ぐことも改善のひと**

日常生活で避けるべき動作

NG **腰を反らす**

脊柱管狭窄症の場合、腰を反らすと脊髄や馬尾を覆っている硬膜《こうまく》にかかる圧力が大きくなってしまう。

NG **長時間の同じ姿勢・動作**

腰など一定の部分に負担がかかり続けると、血流が悪くなる。運動も長時間続けるのは控えたい。

NG **電車で立つ**

下肢、腰への負担が大きい。痛みがある状況ではできるだけ座ること。長時間座るのも血流を阻害するので注意。

NG **仰向けで寝る**

腰への負担が大きい。横向きで寝るのがベスト。仰向けで寝る場合は、膝の下にクッションを入れるとよい。

つと考えるからです。中には手術をしなければ改善が難しいケースもありますが、**保存療法で改善を目指す治療が第一選択**です。その中に自己管理があります。これは、日常生活で神経に負担をかけない姿勢や動きをするもの。

背骨は体のバランスを保って自由に運動したり、衝撃をやわらげたりするために、自然なS字状のカーブになっています。これがくずれることで腰椎に負担がかかるため、姿勢を正すことが必要です。ただし、脊柱管狭窄症で、痛みが強い場合は、少し前かがみの姿勢を取ってください。重要なのは、**神経根や馬尾《ばび》を圧迫させないための工夫をすること**。上記の内容がその一例です。これにより、血行が阻害されるのを防ぎ、神経の本来の働きを保つことができます。

脊髄や馬尾《ばび》を覆う硬膜《こうまく》にかかる圧の比較

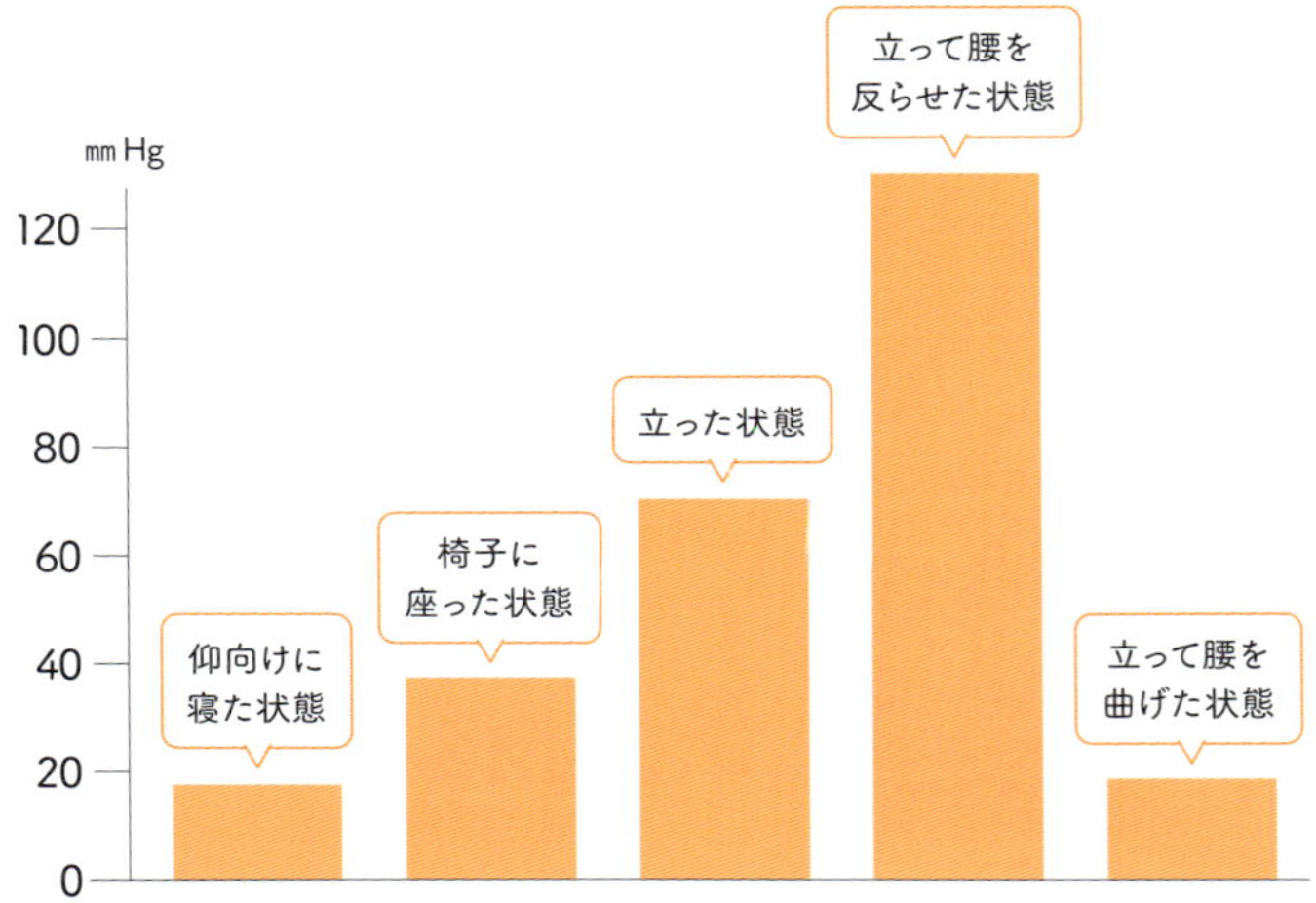
mm Hg
120
100
80
60
40
20
0
仰向けに寝た状態
椅子に座った状態
立った状態
立って腰を反らせた状態
立って腰を曲げた状態

出典：Nachemson, A. L.: The lumbar spine, an orthopaedic challenge. Spine 1:59, 1976

症状が強い場合は寝て安静 前かがみでいることも意識する

痛みが生じるのは、脊髄や馬尾を覆っている硬膜に大きな圧がかかっているからです。この圧の大きさは姿勢によって違います。1976年に医師のNachemsonが発表したデータによると、硬膜にかかる圧の度合いは、自然に立った状態を70とすると、**前かがみでは20、寝た状態も同じくらい**です。一方、背中を反らすと130になります。

症状を悪化させないことも、改善のひとつ。日常生活で大きな圧をかけない工夫をしましょう。**症状が軽くなれば運動療法も行いやすくなります**。

日常生活で症状を増強させないための工夫

前かがみの姿勢

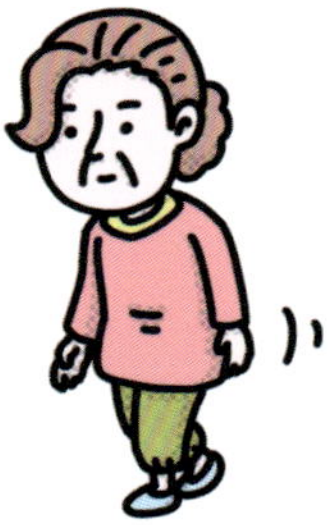

杖や補助カートを利用

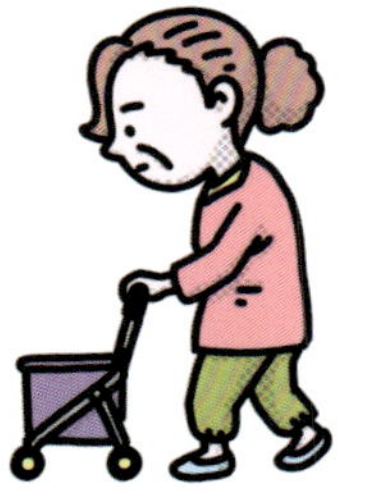

自転車を利用

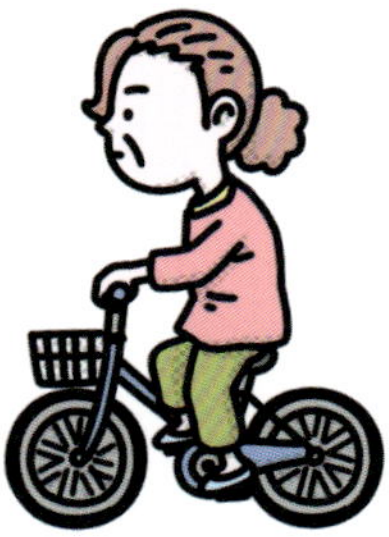

低い姿勢で作業

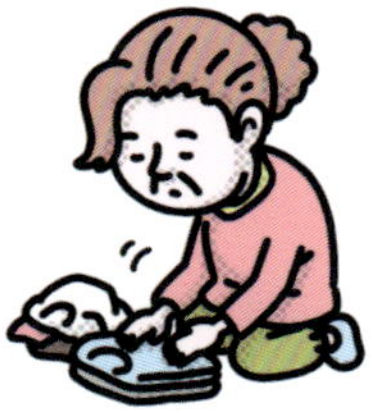

調理台の高さを調整

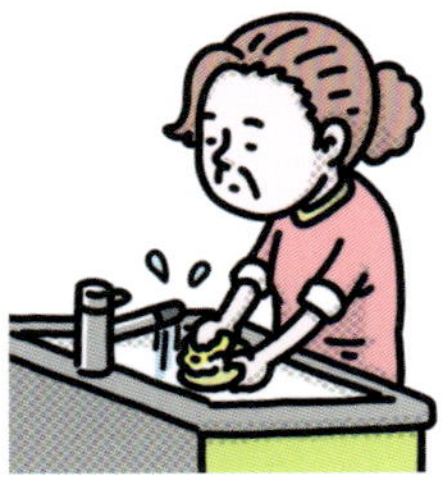

重い物を持つときは腰を落とす

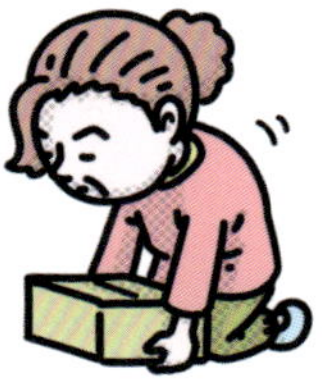

医学的知識
⑪

早期診断・治療が大原則 病院に行くタイミングを遅らせない

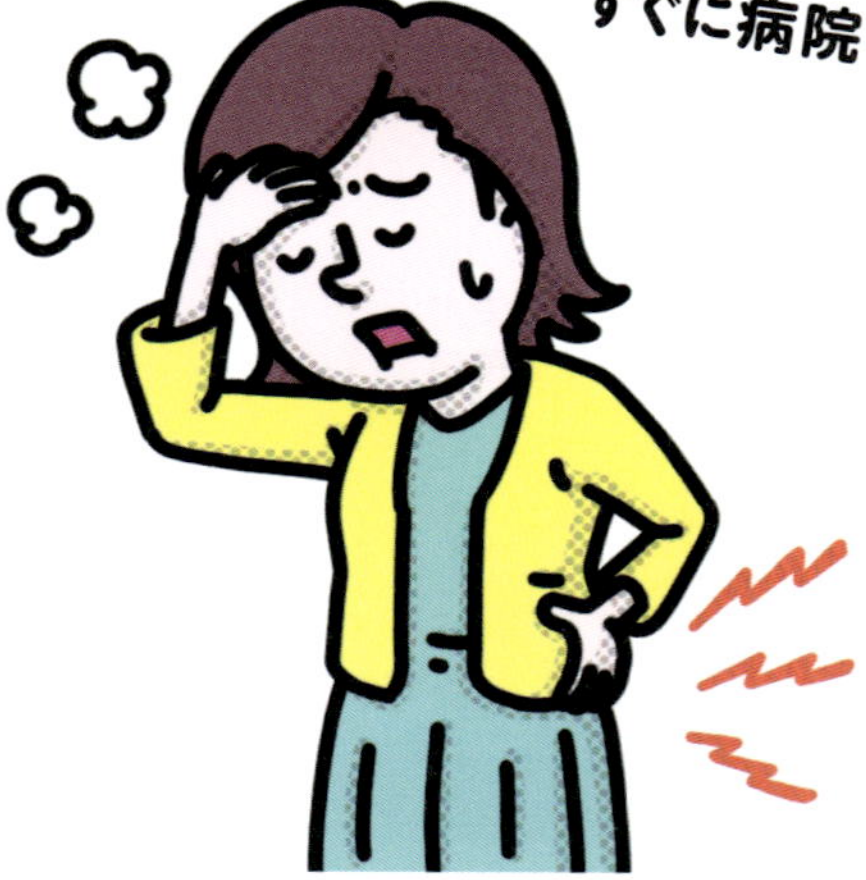
坐骨神経痛の症状に
発熱が伴っていたら
すぐに病院へ！

坐骨神経痛の裏に重大な病気が隠れていることがある

　脊柱管狭窄症の馬尾《ばび》型や混合型では、進行すると間欠《かんけつ》（性）跛行《はこう》がみられるのが特徴です。この症状は、**下肢の動脈硬化である末梢動脈疾患（PAD）や、脊髄の血管疾患などでもみられます**。特に動脈硬化は、心筋梗塞や脳梗塞につながることがあるので、早急に治療をしなければなりません。

　ほかにも重大な病気が隠れていることがあり、その中でも特に**脊椎や脊髄の腫瘍、感染**

こんな症状があったらすぐに受診を！

安静時でも痛みやしびれがある	症状が進行している可能性があるだけでなく、不眠によって体調をくずしかねない。不調がほかに連鎖する前に適切に対処するべき。
激痛で歩けない、立てない	薬物療法で痛みを緩和させることもできる。痛みを緩和させたうえで、治療方針を立て、改善を目指したい。
間欠（性）跛行がみられる	馬尾型で病気が進行している症状。放置しておくとさらに悪化するため、早急に医療機関での治療が必要。
排泄障害や性機能障害がある	肛門や外陰部にしびれを感じる場合は、排尿障害や排便障害、また性機能に障害が出る可能性がある。

症は注意が必要です。腫瘍の場合、仮に良性であっても神経を圧迫されることになり、激しい痛みだけでなく、知覚障害や運動障害、排泄障害を起こすこともあります。また、感染症の例として、**細菌が脊椎に感染する化膿性脊椎炎**が挙げられます。高熱が出て背中や腰に激痛を感じることもありますが、慢性化の場合は微熱程度で痛みも弱い傾向にあります。発熱を感じたらすぐに医療機関を受診してください。

また、腰《よう》椎《つい》椎《つい》間《かん》板《ばん》ヘルニアを合併している、骨粗しょう症によって脊椎の圧迫骨折が起きている、消化器、腎臓、泌尿器、婦人科系など内臓の病気が原因となっている可能性もあるので、坐骨神経痛を感じたら、速やかに診察と検査を受け、原因を解明しましょう。

医学的知識 ⑫

腰椎椎間板《ようついついかんばん》ヘルニアを合併することがある

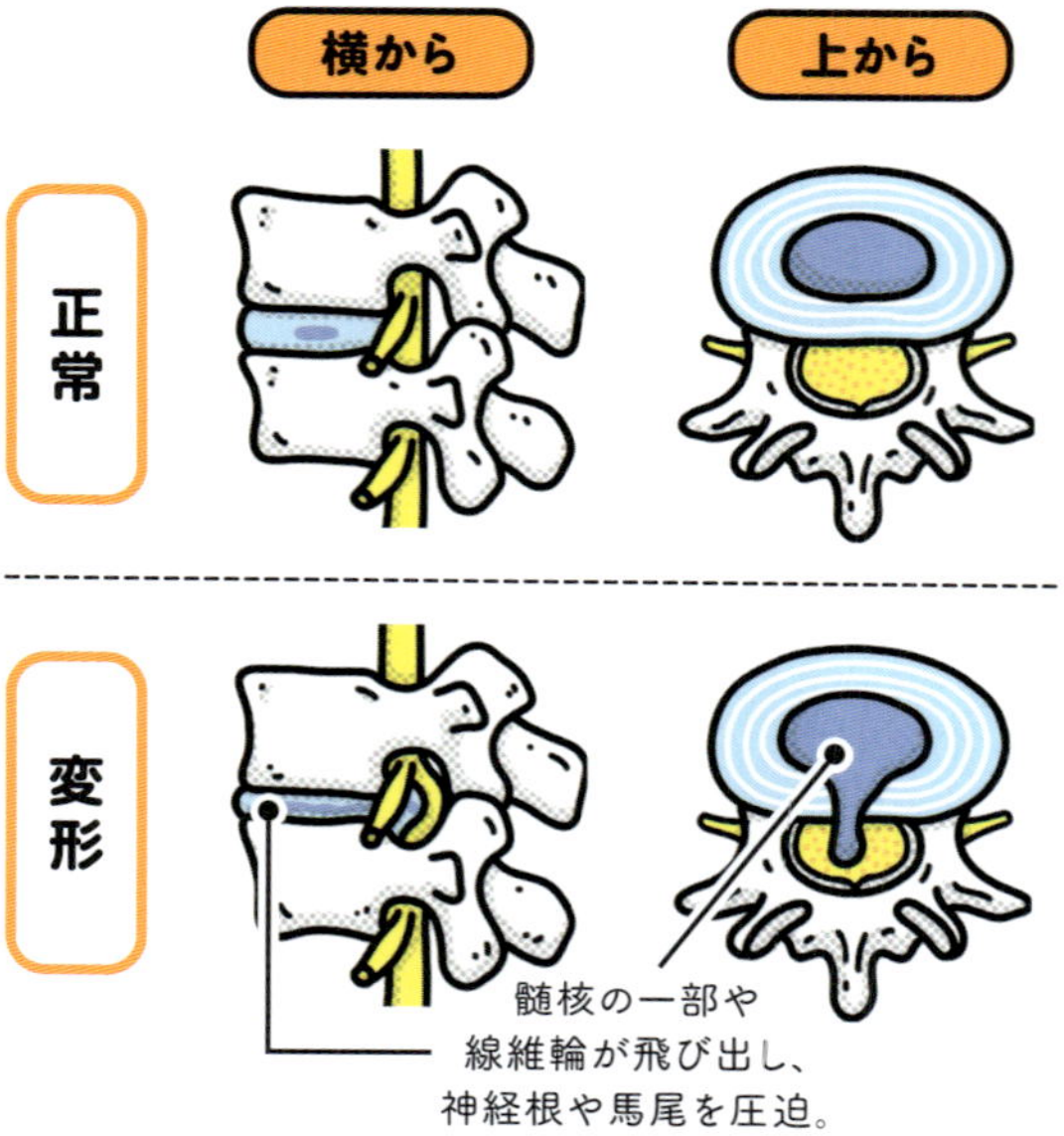

脊柱管狭窄症と合併するとどんな姿勢でも痛みが出る

前かがみの姿勢にすれば痛みがやわらぐ脊柱管狭窄症ですが、腰椎椎間板ヘルニアの場合は、痛みが増強します。この2つの病気を合併する場合もあります。すると、どの姿勢になっても症状が強く出てしまいます。日常生活に支障をきたすため、適切な治療での改善が求められます。

腰椎椎間板ヘルニアは、変形した椎間板が原因で、神経根《しんけいこん》や馬尾《ばび》が圧迫されて坐骨神経

腰椎椎間板ヘルニアの症状と特徴

発症の時期	10歳代後半から椎間板の構成成分や水分が減少しはじめるため、若い人でも発症する。20〜30歳代が多い。
発症しやすい人	スポーツ、重労働、長時間のデスクワークや運転、同じ姿勢での作業をする人が発症しやすい。
ヘルニアが起こる場所	脊柱のどこでも起こる可能性がある。第4-5腰椎椎間板、第5腰椎-仙椎椎間板で起こることが多い。
症状	痛みがある。重症化すると、間欠《かんけつ》（性）跛行《はこう》や歩行困難、排尿障害、排便障害などもあらわれる。

➡ 脊柱管狭窄症と合併している場合もある！

痛が出現します。椎間板は椎骨と椎骨の間でクッションの役割をしています。椎間板の中心には弾力性のある髄核がありますが、10歳代後半から髄核を構成する成分や水分が減少し、徐々にかたくなってしまいます。すると、周囲の線維輪（髄核をとり囲んでいるコラーゲンでできたかたい線維）にヒビが入り、髄核の一部や線維輪が飛び出してきます。これが、椎間板の変形です。

スポーツ、重労働、長時間のデスクワークをする人は、腰に疲労がたまりやすく、腰椎椎間板ヘルニアを発症する人が多いです。若いころに発症し、**高齢になって脊柱管狭窄症と合併することもよくあるケース**。自己管理の仕方、治療は、単一の病気とは異なるので、医師の指示が必要です。

医学的知識 ⑬

腰《よう》椎《つい》分《ぶん》離《り》症《しょう》や腰《よう》椎《つい》分《ぶん》離《り》すべり症《しょう》、腰《よう》椎《つい》変《へん》性《せい》すべり症《しょう》が発端になる

成長期に激しい運動をすると、
発症することがある！

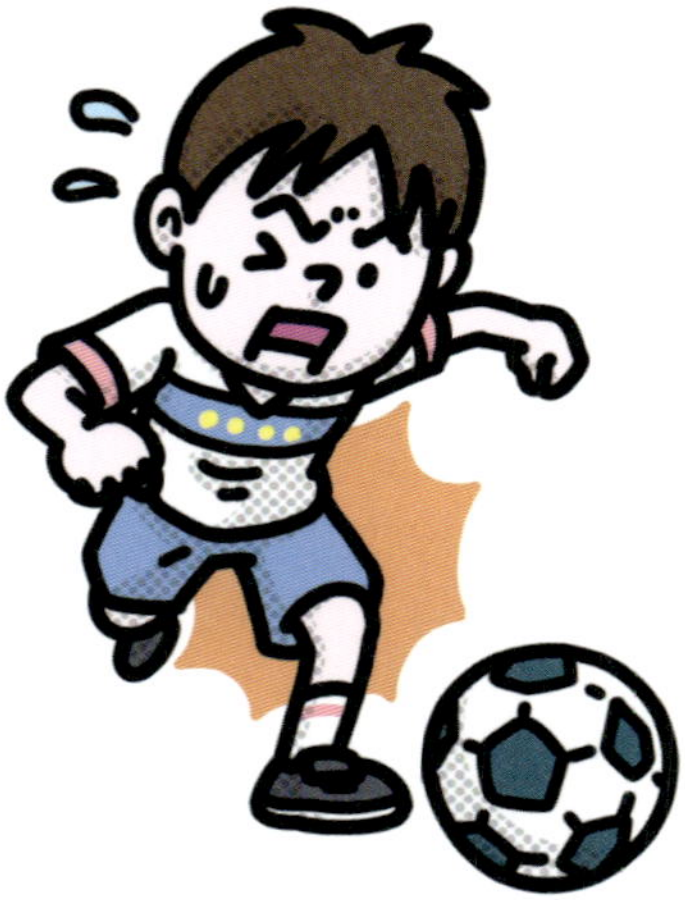

脊柱管狭窄症を招く病気　若いころの発症が引き金に

脊柱管狭窄症は50歳以降に発症することが多い病気ですが、10歳代前半から発症する脊柱の病気もあります。代表的なものが**腰椎分離症**です。上下の腰椎をつないでいる部分が離れてしまう病気で、多くは10〜14歳に発症します。激しい運動が原因で、大人の場合は腰椎の捻挫や疲労で発症することもあります。この病気を発症すると、腰椎をつなぐものが椎間板だけになり、腰椎が不安定になります。

脊柱管狭窄症の引き金になる病気の例

腰椎分離症／腰椎分離すべり症

腰痛や下肢の痛み、しびれの症状があらわれる。多くは10 ～14歳ごろ、体のやわらかい成長期に激しい運動を繰り返すことによって腰椎の後方部分に亀裂が入って起こる。一般の人では約5%、スポーツ選手では30 ～50% が発症する。これが原因となり、腰椎が前方にずれる腰椎分離すべり症に進展することもある。

腰椎変性すべり症

腰椎がすべることで脊柱管が狭くなり、神経根《しんけいこん》や馬尾《ばび》が圧迫された状態。脊柱管狭窄症と同じような症状があらわれる。腰痛には筋肉トレーニングやストレッチなどの予防策があるが、腰椎変性すべり症においては、これといった予防策がないのが難儀である。

すると、周囲の靭帯《じんたい》などの組織に負担がかかり、脊柱管の一部が狭くなってしまうのです。脊柱管狭窄症になった人が、腰椎分離症の発症履歴があることも少なくありません。

腰椎分離症から腰椎分離すべり症に進展することもあり、その割合は10～20％ほど。不安定になった腰椎が前方にずれた状態です。

また、腰椎変性すべり症は、腰椎が分離していなくても、椎間板や椎間関節が変性してすべり症になる病気です。中高年の女性に発症することが多く、これらも脊柱管狭窄症の引き金になることがあります。

なお、脊柱管狭窄症の手術治療を行う場合、これらの病気を踏まえた手術法が必要になります。

医学的知識 ⑭

精密検査でも見逃されやすい 椎間孔狭窄症《ついかんこうきょうさくしょう》

神経が出ている孔が狭まって痛みの過敏性が起こる

MRIをはじめ検査や診断の発達に伴い、症状の原因を詳細に確認できるようになりました。**椎間孔狭窄症**もそのひとつで、以前は見逃されることが多く、稀な病気という扱いでしたが、この病気による坐骨神経痛が多々みられ、診断や治療法の重要性が再認識されています。**脊柱管狭窄症のカテゴリーに属していますが、神経を圧迫している状態が異なるため「外側型」として別の扱い**になります。

脊柱管狭窄症と同種の扱いで「外側型」と呼ばれることもある。

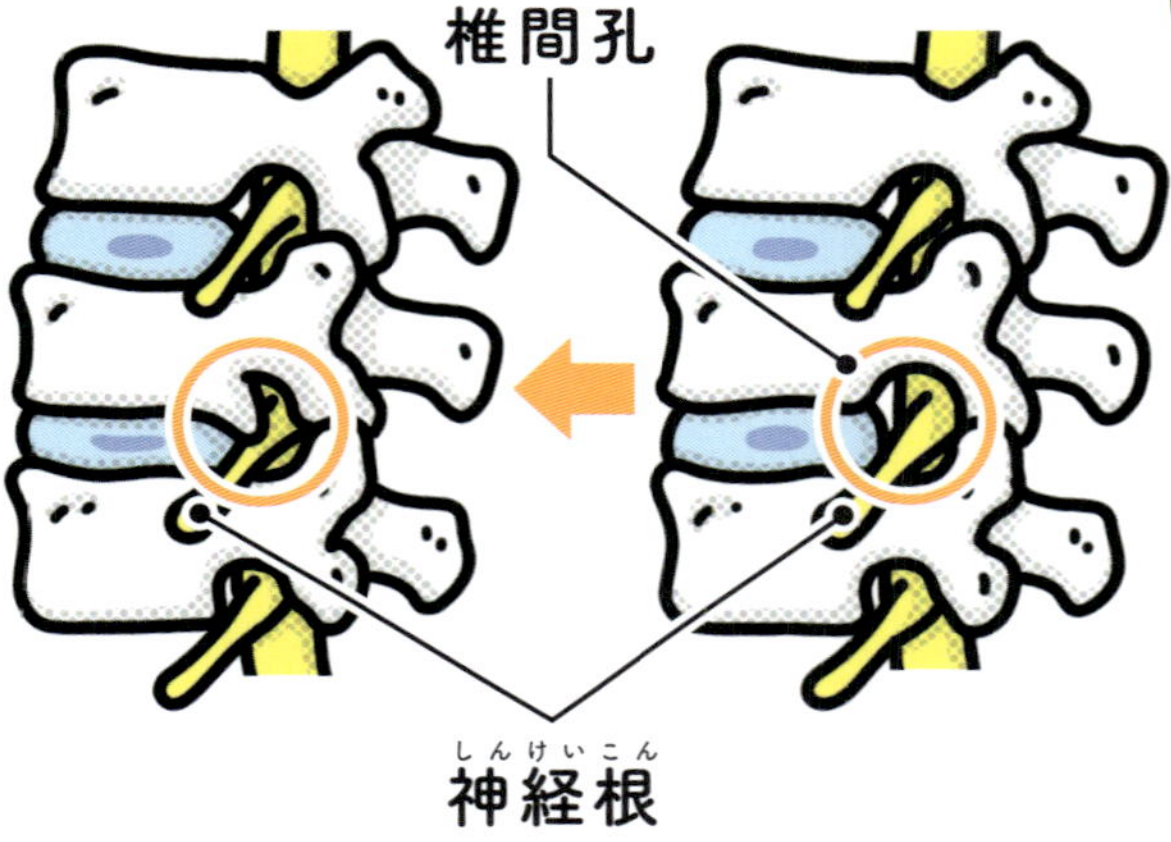

椎間孔狭窄症の症状と特徴

タイミング	脊柱管狭窄症と同様で、加齢による発症が最も多い。
発症しやすい職業	スポーツ選手や長時間腰に負担をかけ続けている職業の人が発症しやすい。
障害が起こる場所	神経根が出ている椎間孔が狭まり、神経が圧迫される。
症状	片側の下肢の痛み、しびれがあり、間欠《かんけつ》（性）跛行《はこう》がみられる。夜間や座位でも痛みが出ることもある。

かつては見逃されることもあった。
的確な検査が必要！

脊柱管狭窄症は、脊柱管が狭窄することで神経を圧迫しています。一方、**椎間孔狭窄症は、神経が脊柱管から出ていく椎間孔が狭窄することで神経を圧迫**しています。椎間板がつぶされて骨と骨の間が狭まること、椎間孔付近にある黄色靱帯《じんたい》が肥厚《ひこう》して椎間孔が狭まることが原因。また、多くは加齢に伴って発症する可能性が高まりますが、スポーツで腰を痛めたことがある人や、長時間の車の運転などで腰に負担をかけている若い層の発症もみられます。

症状は脊柱管狭窄症と似ています。夜間痛や座った状態でも痛みが出るケースがあるのが特徴です。椎間孔には後根《こうこん》神経節があり、ここが圧迫されると、痛みの過敏性が起こるからです。

医学的知識 ⑮

坐骨神経痛と間違いやすい整形外科系の病気

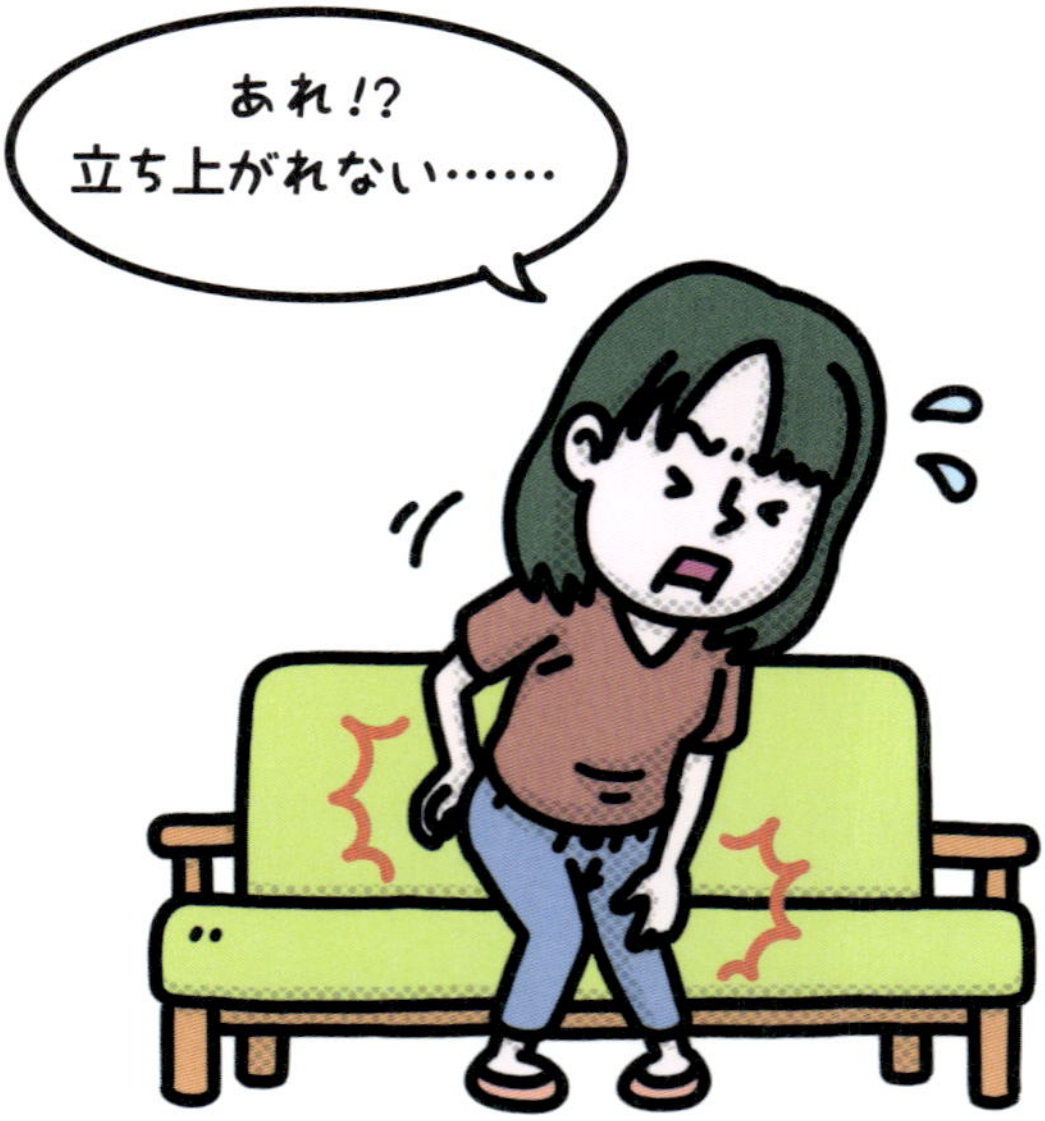

筋肉や関節の障害が原因 診断確定が難しい側面もある

下肢の痛みやしびれ、歩行困難は、坐骨神経痛を発症させる病気だけの症状ではありません。正しく確定診断しなければ、症状を悪化させることになります。**坐骨神経痛と似た症状があらわれる整形外科疾患では、梨状筋症候群、仙腸関節障害、椎間関節障害、殿皮神経障害が主な病気**です。

梨状筋症候群は、お尻にある梨状筋という筋肉がかたくなり、ここを通る坐骨神経が圧

坐骨神経痛と似た症状の整形外科疾患

梨状筋症候群《りじょうきんしょうこうぐん》

坐骨神経はお尻の梨状筋を通って下肢に延びている。梨状筋は本来柔軟性があるが、負担がかかってかたくなると、神経に悪影響が出る。神経ブロック治療などで症状が軽くなって発見されることもある。

仙腸関節障害《せんちょうかんせつしょうがい》

仙腸関節に圧をかけると痛みが増すことから、診察で判明することがある。スポーツ選手によくみられ、中でも片足に強い荷重がかかる種目が多い。神経ブロック治療で改善を目指すが、重症の場合は手術が必要。

椎間関節障害《ついかんかんせつしょうがい》

無症状のことも多いが、椎間関節の変性が高度になると、痛みが出るだけでなく可動域が制限される。この影響で脊柱管が狭窄することもある。脊柱管狭窄症や神経根症状が発現した場合は、早急な治療が必要。

殿皮神経障害《でんひしんけいしょうがい》

腰を押すと痛む場所がある場合、この病気も疑われる。殿部頭側の感覚を支配している上殿皮神経が圧を受けて発症しているケースが多い。腰痛の原因として注目されている病気で、神経ブロック治療で改善をはかる。

迫され、痛みやしびれがあらわれる病気。長く座っていると、症状が強くなる傾向があります。仙腸関節障害は、骨盤をつくっている左右の腸骨と仙骨の間にある仙腸関節に大きな圧力がかかり続けることで、障害が起こる病気です。スポーツ選手に多くみられます。椎間関節障害は、加齢によって椎間関節が変性した状態で、無症状の場合もありますが、悪化すると腰やお尻、下肢に痛みが生じます。脊柱管狭窄症の原因になることもあります。殿皮神経障害は、腰骨の神経や骨盤の神経が筋膜などで圧を受け、腰痛や下肢痛があらわれる病気です。

　これらの病気は見逃されたり、**原因不明の腰痛とされたりするケースもあります。**適正な検査での早期発見が求められます。

血流障害によって下肢痛が出る閉《へい》塞《そく》性《せい》動《どう》脈《みゃく》硬《こう》化《か》症《しょう》とバージャー病

閉塞性動脈硬化症の症状と特徴

タイミング	血流阻害から動脈硬化が生じた際に発症。
発症しやすい人	喫煙、不健康な食事、運動不足など生活習慣が乱れている。
症状	歩行時にふくらはぎや太ももに痛みがある。悪化すると安静時にも痛みが生じ、最悪の場合、足の組織が壊死《えし》する。
治療	薬物療法をはじめとした、内科における治療が行われる。

下肢の動脈が壊死することも早急な確定診断が必要

坐骨神経痛と似た症状は、整形外科疾患以外であらわれることがあります。血流障害によるものがそのひとつ。代表的なのが**閉塞性動脈硬化症で、動脈硬化によって下肢の血管が細くなったり閉塞したりして起こります**。糖尿病や高血圧、高コレステロールなどにより悪化します。歩いていると下肢に痛みが生じ、間欠《かんけつ》（性）跛行《はこう》がみられることもあります。脊柱管狭窄症との違いは、**主にふくらは**

バージャー病の症状と特徴

タイミング	発症に至るメカニズムは不明。
発症しやすい人	不明ではあるが、患者に喫煙者や喫煙歴のある人が多い。喫煙による血管の収縮も誘因だと考えられている。
症状	しびれや冷感、間欠（性）跛行（P40）がみられる。最悪の場合、皮膚に潰瘍が形成され、壊死する。
治療	薬物療法をはじめとした、内科における治療が行われる。禁煙指導。

ぎに痛みがあることと、休憩することで酸素が供給され痛みがおさまる傾向にあること。怖いのが放置しておくと、安静時にも痛みが起こるだけでなく、下肢の動脈がつまって壊死してしまうことです。

血流障害による下肢痛では、バージャー病があり、原因がまだ明らかになっていない指定難病です。手足の動脈に炎症によって血流障害が起こり、下肢の痛みやしびれ、冷感があらわれ、間欠（性）跛行がみられることもあります。閉塞性血栓血管炎《へいそくせいけっせんけっかんえん》とも呼ばれ、喫煙者や喫煙歴のある人の発症が多いのが特徴。放置すると、血管がつまって皮膚に潰瘍が形成され、壊死することもあります。

いずれも専門は整形外科ではなく内科です。早めに受診してください。

ドクターコラム
ある患者の話❷

別の病院で手術をすすめられたが、検査してみると不必要だった

あらゆる病気で、「完治させるには手術が必要」と思っている人が少なくありません。脊柱管狭窄症に対してもそう考えている患者さんがいます。手術は診察的に病院側と患者側の承諾・同意があれば施行できます。法律的な制限はありません。もちろん、手術の適応の有無を除外してはいけません。ただし、脊柱管狭窄症の場合は必ずしも手術しなければ改善できないわけではなく、保存療法など、ほかの治療法で改善していくケースもあります。

ほかの病院で手術が必要と診断された患者さんが、疑心を抱いて当院（平和病院・横浜脊椎脊髄病センター）を受診されることがたびたびあります。保存療法を行っていないケースや、初期症状で軽度であるというケースでも手術をすすめられた患者さんがいました。また、MRIなどの画像検査で神経の圧迫が強くても症状が発生していない患者さんもいます。この場合も保存療法を検討するべきなのです。

当院でも脊柱管狭窄症の手術を施行しています。すぐに手術が必要なケースもあります。これらは的確な検査と診断のもとで判断されるものです。当院は、外来患者数に対する手術数の割合（手術率）が、全国的に見ても低い病院です。

2章

適切な治療で健康体を取り戻す

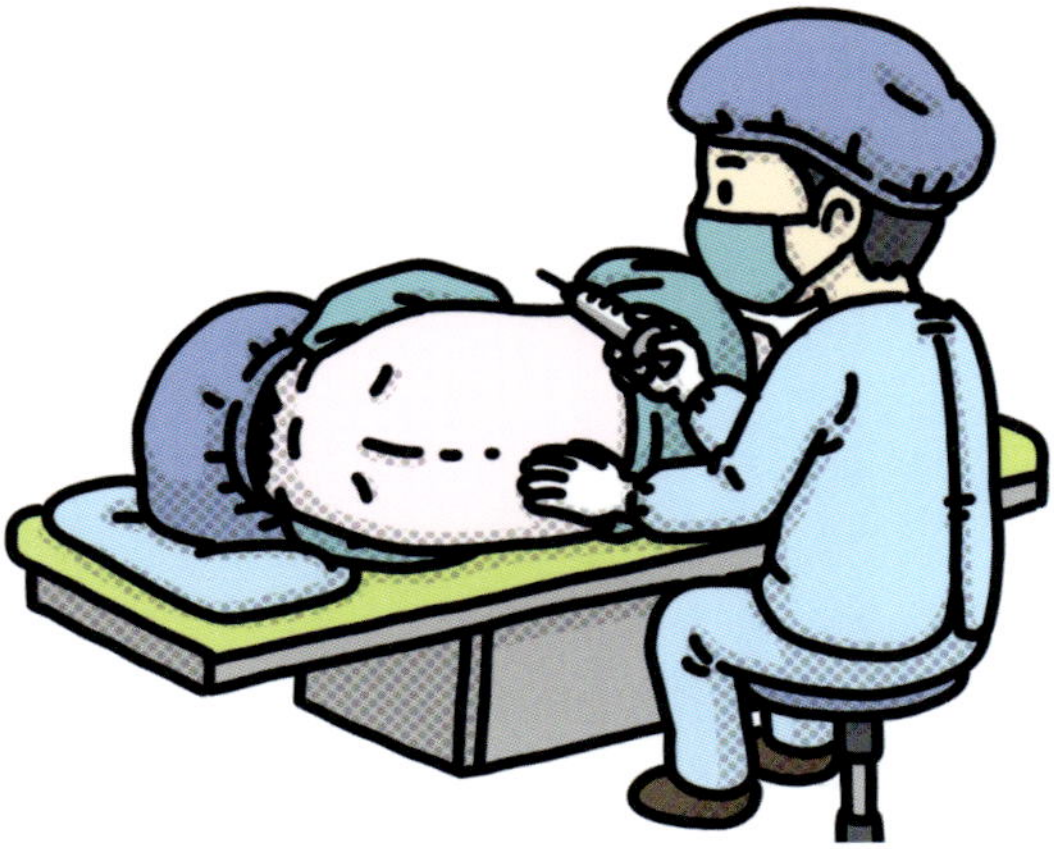

問診、検査、診断がとても重要となる。
診断確定後は保存療法が中心で、
患者も医療と一緒に改善を目指す。
そのため症状に合った治療方針や内容を
理解しておく必要がある。

診断と検査①

受診する医療機関は整形外科と脊椎外来

適正な検査で確定診断治療には適応症がある

地域の整形外科での診断後、最先端の検査ができる病院へ

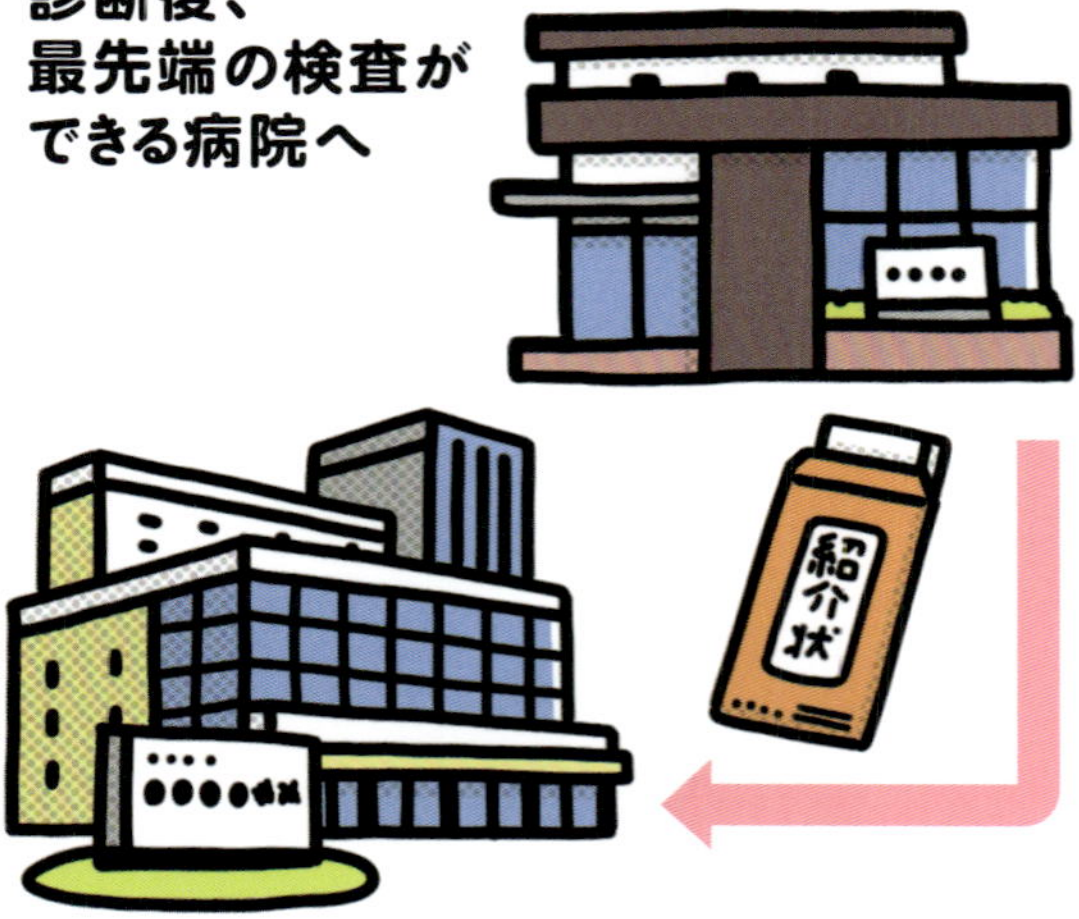

最初に申し上げると、**脊柱管狭窄症の治療の中心は、保存療法**です。ただ、これは手術の適応の有無を除外するわけではありません。手術の必要性がある場合は、手術設備が整い、専門性の高い医師のいる病院で行うことが求められます。つまり、**坐骨神経痛の症状を感じた場合、まずは自宅の近くにある整形外科を受診することをおすすめ**します。その病院で正しく診断され、適切な治療を行えば、脊

保険外適用の治療について

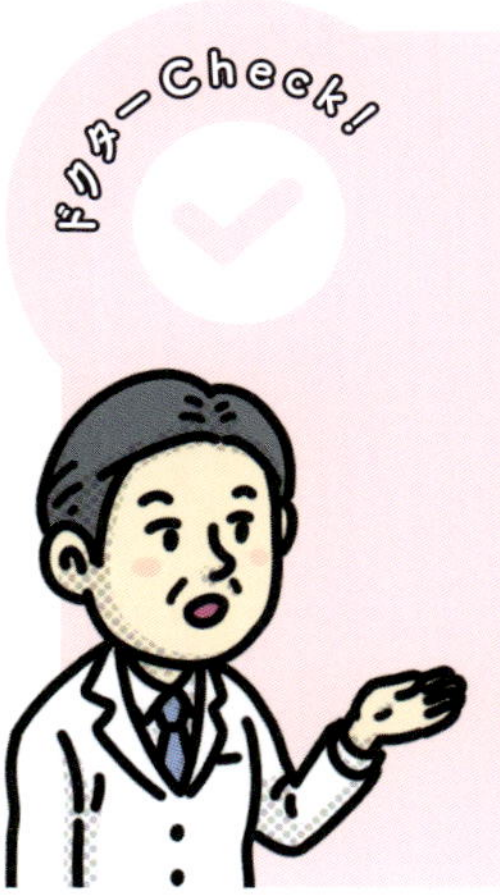

脊柱管狭窄症は治療の専門性が必要になります。そのため保険適用の治療を行います。ただ、整形外科以外の病院で適用外治療（自費診療・自由診療ともいう）を行っているところがあります。脊椎診療では、レーザー治療（PLDD・経皮的レーザー椎間板減圧術）やセルゲル法（椎間板内インプラント挿入）です。これらの治療をすすめられる場合、慎重になるべきでしょう。安全性、治療効果、長期成績などが、まだ国の機関では認められていません。

柱管狭窄症は改善します。

ただし、すべての整形外科が安心とはいいきれません。次に挙げるような病院を受診した場合は、セカンドオピニオンを検討してください。①確定診断をせずに長期的に治療を続ける病院。②保存療法を行わずに手術をすすめる（緊急性のあるケースを除く）病院。③手術の術式が適切ではない病院。1章で解説したように脊柱管狭窄症は、原因となる部分の状況や症状によって治療法が変わります。また、それ以外の整形外科の病気、さらに内科の病気の可能性もあります。**確定診断があってこそ治療方針が立てられる**のです。

なお、当院は保険適応の治療のみを行います。保険外適用の治療を行う場合、慎重になったほうがよいでしょう。

診断と検査②

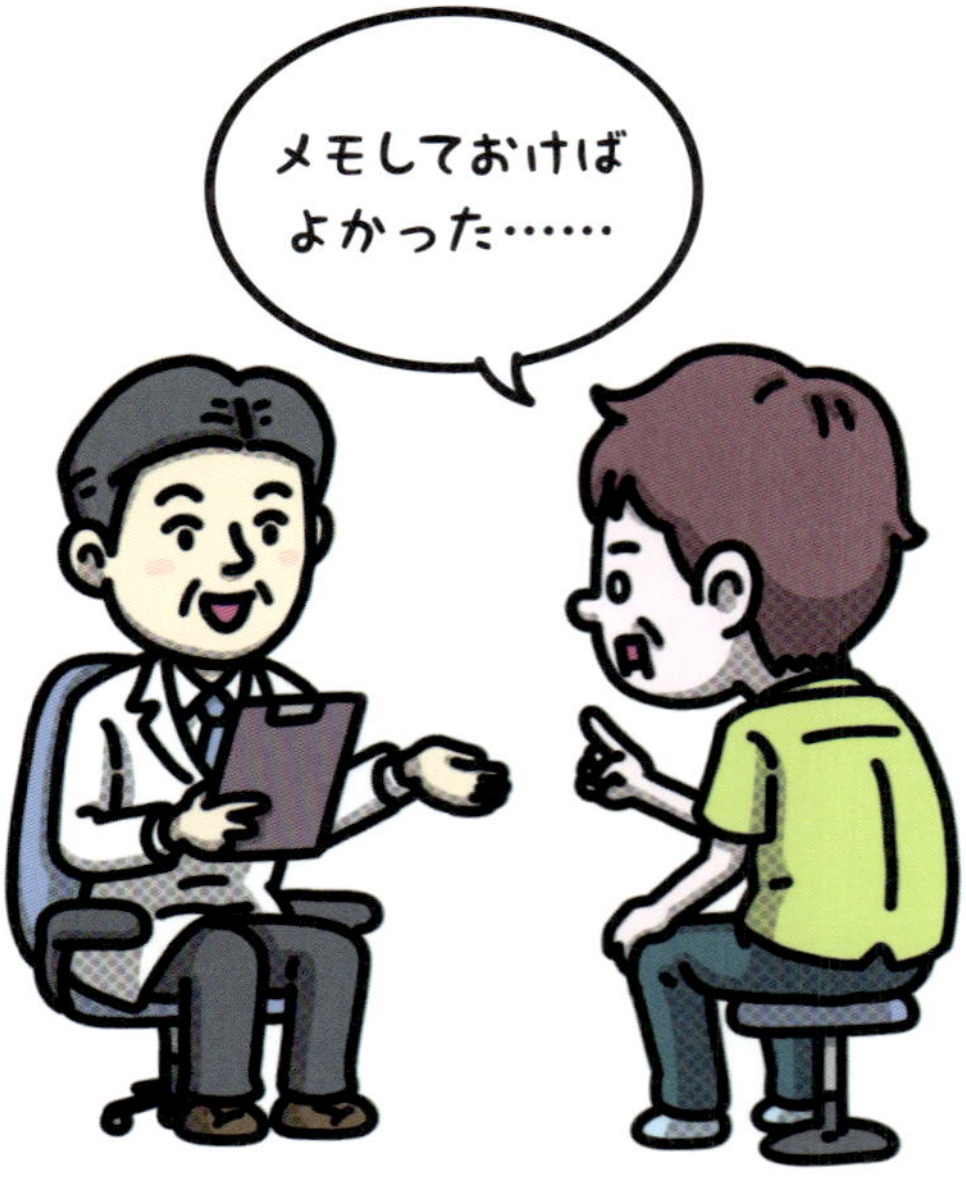

自覚症状の聞き取りから病気の手がかりを見つける

改善に必要なのは医師と患者の良好なコミュニケーション

治療は問診から始まります。**坐骨神経痛が始まった時期、症状などのほか、患者さんの職業や生活スタイル**も聞き取ります。医師は症状を把握し、病気の可能性を探ります。これにより的確な検査へと進むことができるのです。事前にメモをしておくと、より具体的に伝えることができ、検査や治療方針を立てるのに役立ちます。また、問診には、患者さんの不安を取り払う役割もあります。

受診する前に整理しておきたい項目

カテゴリー	質問例
時期	症状があらわれたきっかけはあるか?
	症状があらわれたのはいつごろからか?
	症状があらわれてどれくらい経過しているか?
症状の内容	痛みやしびれを感じる範囲はどこか?
	症状は変化しているか?
	排尿障害や性機能障害はあるか?
症状があらわれる傾向	症状が起こるのはどのような姿勢や動作か?
	安静時にも症状があらわれるか?
	症状が出にくい、痛みを感じにくい姿勢はあるか?
病歴	坐骨神経痛や腰痛の治療を受けたことがあるか?
	上記である場合、それはいつ、どのような治療か?
	上記の病気以外で治療中の病気はあるか?
	入院や手術をしたことがある場合、その病気はなにか?
	健康診断で指摘されていることはどんな内容か?

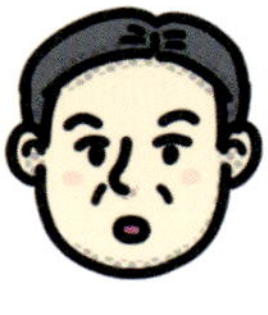

治療は医師と患者のコミュニケーションが大切です。メモがあると落ち着いて話せると思います。

診断と検査③

視診、触診、打診の理学的検査で病気を絞り込んでいく

姿勢、骨格、歩き方をチェック 疑われる病気を探る

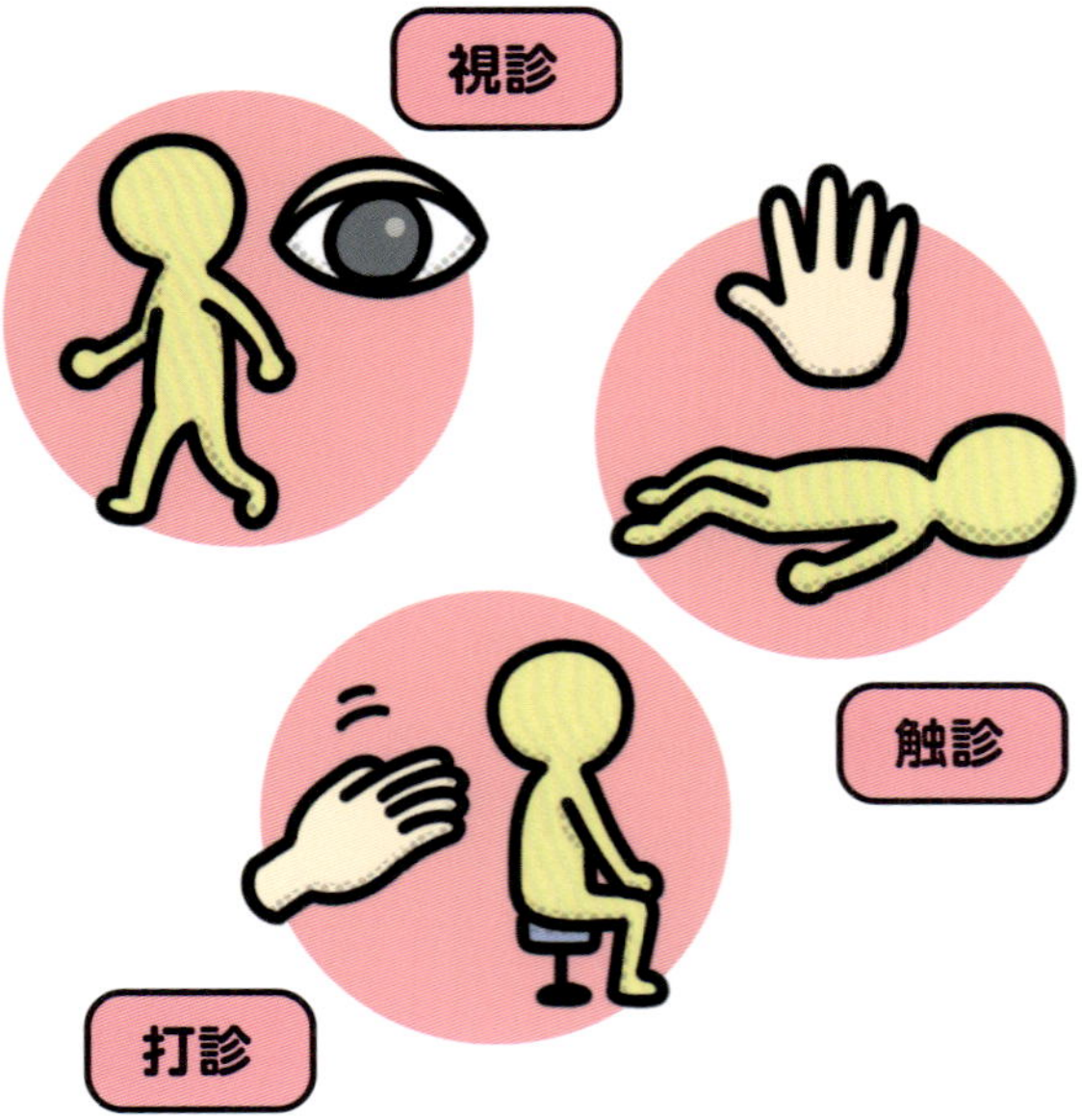

坐骨神経痛の代表例は、脊柱管狭窄症と椎間板ヘルニアで、50歳以降は脊柱管狭窄症の割合が高まります。とはいえ、問診だけでこれらの病気だと決めつけるのは早計です。坐骨神経痛の原因となる病気はさまざまあり、また似た症状の病気は多岐にわたります。病気を絞り込むことが大切で、**最初の検査が理学的検査**（視診、触診、打診）です。

実は患者さんが診察室に入る時点から検査

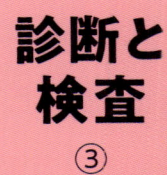

理学的検査で確認すること

視診

・立ち姿勢、座り姿勢から骨の状態を探る
・歩き方の特徴から障害の状況を探る
・皮膚に発疹がないか、別の病気を探る

触診

・脊椎の状態をより詳細に探る
・下肢の動脈の拍動、皮膚に冷たい場所がないかなど、触って血流状態を確認
・筋肉を押して異常がないかを見る

打診

・脊椎を軽くたたいて反応を見る（骨折などがないか）

➡ **神経学的検査に進む。**

が始まっています。視診です。医師は患者さんの立ち姿勢、座り姿勢、座り方や立ち上がり方を見ています。脊椎のS字カーブ、左右のずれ、動作時の状況など、目から情報を収集します。また、皮膚の状態も見ます（帯状《たいじょう》疱疹《ほうしん》による神経痛と区別するため）。続いて歩き方を確認します。片足を引きずるように歩く、かかと立ちやつま先立ちがスムーズでない場合は、脊椎の神経根《しんけいこん》が圧迫されている可能性があります。そのほか、歩き方の特徴で疑われる病気が出てきます。

次に触診です。脊椎を実際に触って状態を確認します。また、**ひざの裏や足の甲の動脈の拍動も確認し、血流障害の可能性を探ります**。最後に脊椎を軽くたたいての反応を見て（打診）、神経学的検査に進みます。

診断と検査 ④

神経学的検査で異常のある神経を調べる

人体の生理的反射を利用して異常のある神経を特定する

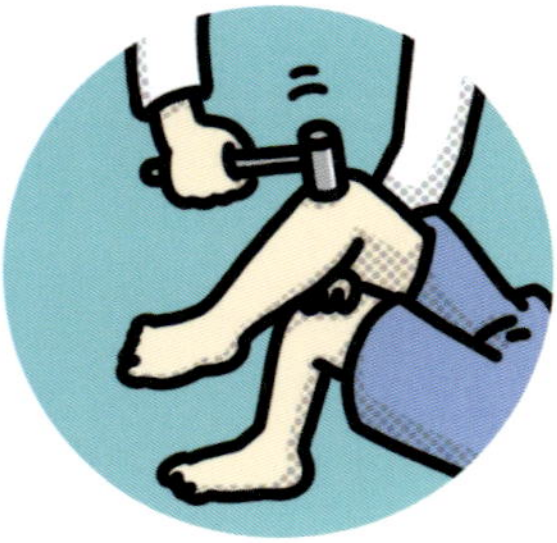

膝蓋腱《しつがいけん》反射

仰向けになって脚を組み、上側の脚のひざを軽くたたく。ひざから下の部分に反応がなければ、神経の異常が疑われる。

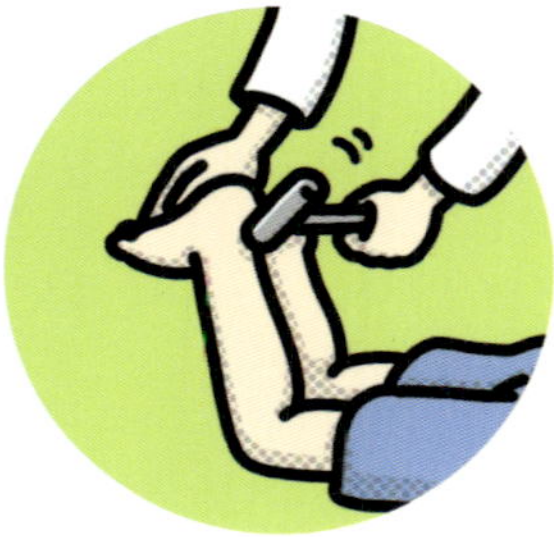

アキレス腱《けん》反射

うつ伏せになってひざを曲げた状態で、アキレス腱を軽くたたく。足の甲が動く反応がなければ、神経の異常が疑われる。

問診、理学的検査によって脊柱管狭窄症の可能性が高いと考えられた場合、**神経の状態をより詳しく調べていきます。これを神経学的検査といいます。**腰を反らせる、曲げる、上体を左右に倒すという動作で、痛みがどのように出るかを確認します。このあとの検査は、脊柱管狭窄症と椎間板ヘルニアとでは異なります。ここでは脊柱管狭窄症の検査を解説します。

ひざの腱やアキレス腱の反射、筋力や知覚

筋肉の反発力の強さを確認する

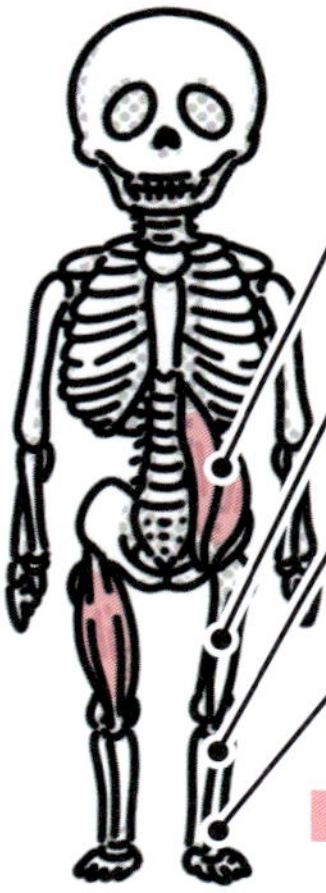

腸腰筋《ちょうようきん》
上半身と下半身をつないでいる筋肉で、太ももを持ち上げるときに使う。

大腿《だいたい》四《し》頭筋《とうきん》
太ももの前側にある筋肉で、ひざを伸ばすときに使う。

前脛骨筋《ぜんけいこつきん》
すねにある筋肉で、足首を反らすときに使う。

長《ちょう》母《ぼ》趾《し》屈筋《くっきん》
長《ちょう》母《ぼ》趾《し》伸筋《しんきん》
足の親指を曲げるふくらはぎにある筋肉と、親指を伸ばすすねにある筋肉。

それぞれを押さえるなどして力を加え、反発力の強さで保たれている筋力を判断する。

の状態から神経に異常があるかどうかを見ていきます（反射検査という）。ゴム性のハンマーで軽くたたくもので、２種類の検査が代表的です。ひとつめは膝蓋腱反射といい、ひざを軽くたたきます。その刺激でひざから下の部分が跳ね上がれば正常です。反応がない場合は、腰椎から出ている神経に異常があります。もうひとつはアキレス腱反射といい、アキレス腱を軽くたたきます。その刺激で足の甲が動けば正常、反応がない場合は仙椎から出ている神経に異常があります。

また、**神経は筋肉をコントロールしているため、体を動かして筋肉の各部位の強度を確認**します（上記参照）。さらにハケなどで皮膚に触り、知覚反応が鈍くなっていないかも調べます。

診断と検査 ⑤

検査装置を使った画像検査で病変部の詳細を確認する

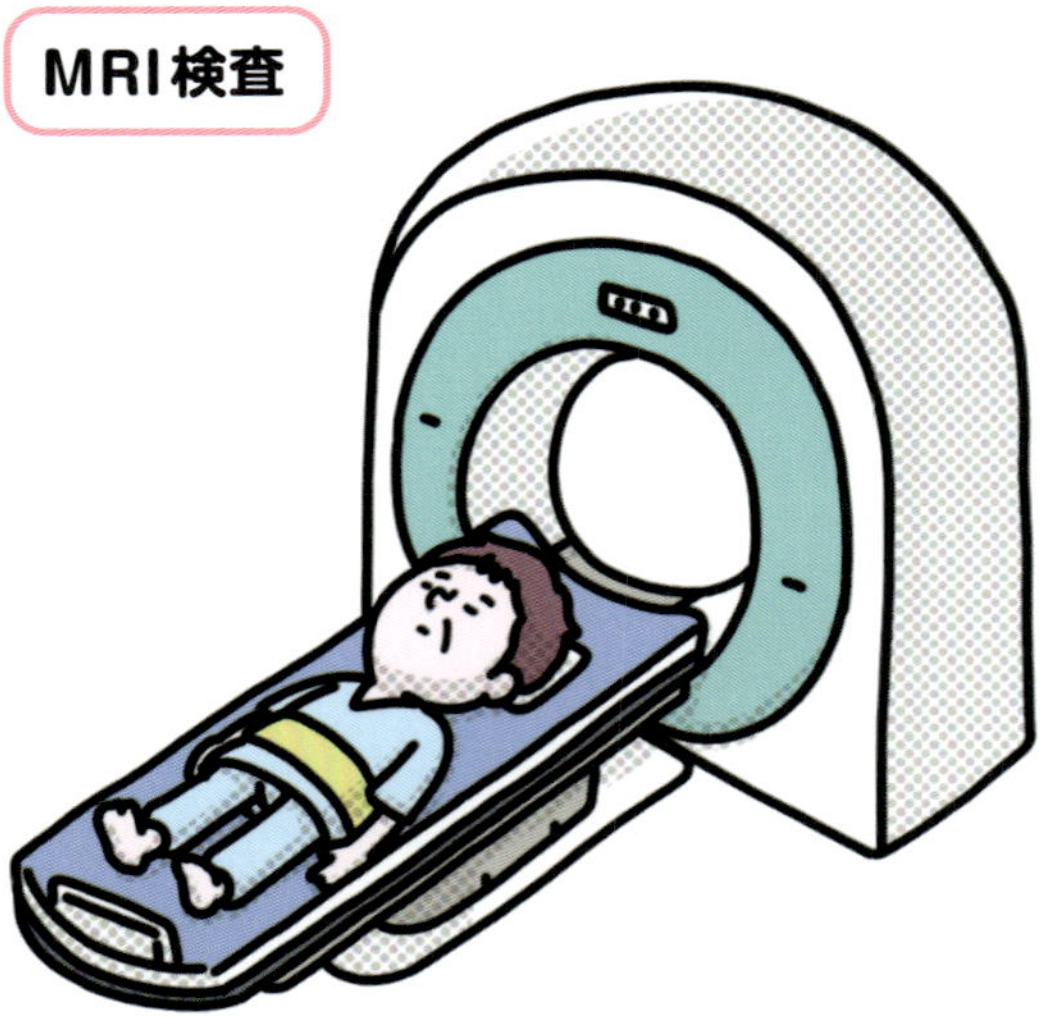

脊椎、神経の状態がわかってはじめて診断が確定する

これまでの検査で坐骨神経痛の原因である病気を絞り込んできました。診断確定は、画像検査で行います。**椎骨や椎間板、仙椎などの形を見る「単純Ｘ線検査」、脊柱管の形や内腔の広さを見る「ＣＴ検査」は、脊柱管狭窄症の検査での有用性が認められています。**さらに、腰椎や椎間板だけでなく、血管や神経《しんけい》根《こん》、馬尾《ばび》の様子までの情報が得られる「ＭＲＩ検査」は、脊柱管狭窄症の状態をより詳細に

医療類似行為で注意すること

ドクターCheck!

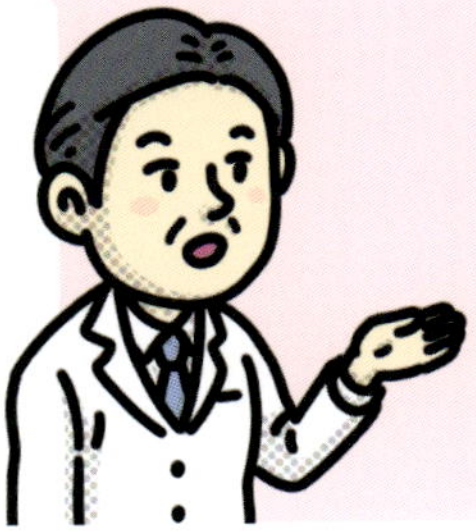

マッサージや鍼灸、整体、カイロプラクティックは、筋肉の緊張を緩和させ、腰痛に有効なことがあります。ただ、これらは医療類似行為のため、病気の詳細がわからない状態で行うと危険なこともあります。血管障害がある場合、その血管を損傷させてしまうこともあります。神経痛のある場合も懸念されます。厚生労働省は、「腫瘍性や出血性の疾患を持つ人や、症状を悪化させる頻度の高い椎間板ヘルニアなどの疾患については、カイロプラクティックの対象とすることは適当ではない」としています。

確認することができます。

MRIの普及によって、脊髄造影や椎間関節造影、神経根造影という造影剤を注入してX線で撮影する造影検査が省かれることもあります。造影検査は、手術を正確に行うための術前検査としては実施される場合があります。**画像検査で診断確定すれば、治療方針が立てられます**。また、画像を見ながら説明することで、患者さんにとっては、病気のことを深く知ることになります。

ここまでの検査をしてはじめて具体的な治療が始まります。世間にはマッサージや鍼灸、整体、カイロプラクティックというものがありますが、これは医療類似行為です。有効なケースもありますが、症状悪化の原因になることもあることを覚えておいてください。

治療の方法①

検査結果と自覚症状から治療方針を決める

自覚症状は人それぞれ セルフケアも治療の一環

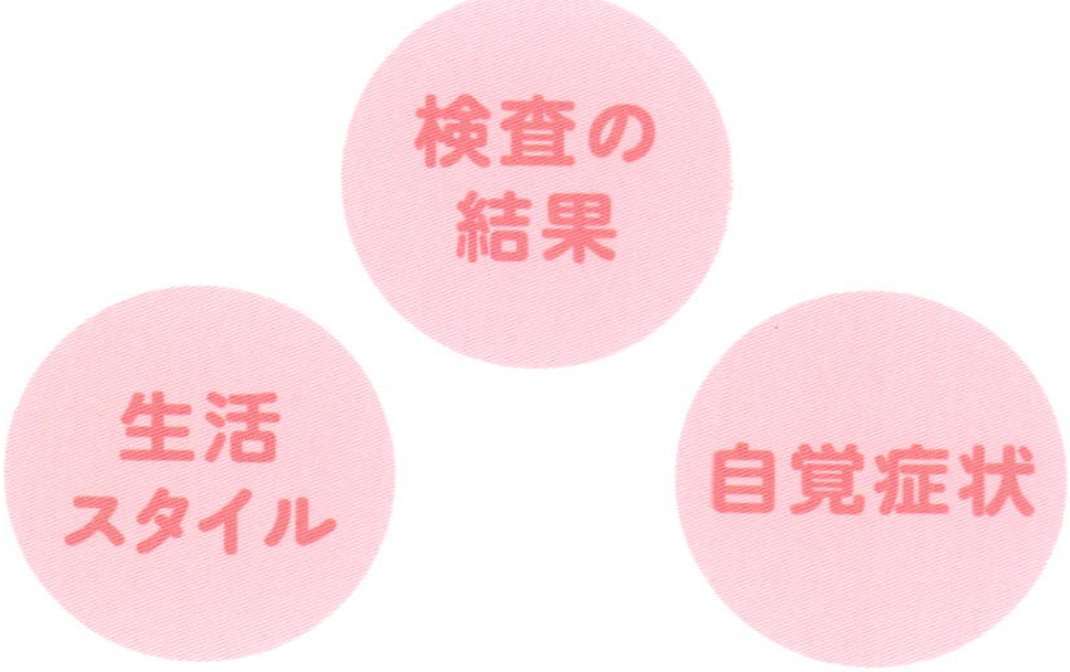
検査の結果
生活スタイル
自覚症状

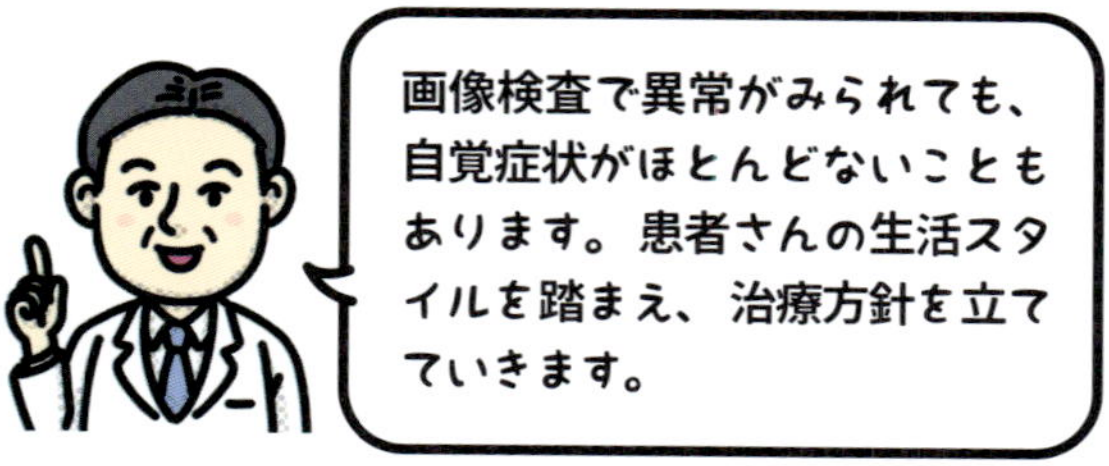
画像検査で異常がみられても、自覚症状がほとんどないこともあります。患者さんの生活スタイルを踏まえ、治療方針を立てていきます。

画像検査で診断確定したのちに、はじめて治療方針が立てられます。ただ、整形外科のすべてにCT検査やMRI検査の設備があるわけではありません。**脊柱管狭窄症においては、問診、理学的検査、神経学的検査でほぼわかります。症状が軽い場合は、この時点で保存療法に進むケースがよくあります。**

自覚症状においては人それぞれで、実際にMRIで異常がみられても自覚症状がほとん

正しい姿勢や生活の工夫

point 1 症状を悪化させる姿勢や動作を避ける

P47参照

腰に負担をかけないことを心がける。痛みがある場合は、前かがみの姿勢を取ること。

point 2 症状を増強させない工夫をする

P49参照

杖や補助カート、自転車を利用する、低い姿勢で作業する、調理台の高さを調整する、重い物を持つときは腰を落とすことを心がける。

point 3 運動療法を取り入れる

3章参照

症状が軽度の場合に限り、ストレッチやウオーキング、軽い筋トレを行う。血行を促進し、筋力を高めることで腰への負担を軽減させる。

どない人もいます。また、このあと解説しますが、脊柱管狭窄症の多くは、保存療法で改善します。なかには症状が軽度のために、医療機関の受診を先送りにしている人もいるでしょう。もちろん速やかに受診するべきですが、それまでの期間は、セルフケアに努めてください。

日常生活での姿勢と、動作の工夫です。これは治療のひとつでもあります。47ページでも解説しましたが、腰を反らす、長時間同じ姿勢でいる、電車で立つ、仰向けで寝ることは避けてください。痛みがある場合は、少し前かがみの姿勢を取るようにします。医師に相談したうえでの話になりますが、症状が軽い場合は運動療法も行います。

治療の大まかな流れ

正しい姿勢や生活の工夫
↓
理学療法（物理療法・運動療法など）
↓
薬物療法
↓
ブロック療法
↓
手術

（正しい姿勢や生活の工夫〜ブロック療法：保存療法）

多くは保存療法で対処改善のステップを踏んでいく

医師から「経過観察しましょう」といわれることがあるかもしれませんが、なにもしないのは間違いです。前ページでも解説しましたが、症状が軽度の場合、まず、正しい姿勢や生活動作の工夫を行います。これが治療のファーストステップです。次に**温熱やマッサージの物理療法や、ストレッチや体操の運動療法を行います。これらを理学療法といいます**。それでも改善がみられない場合、**薬物療法や、局所麻酔薬や抗炎症薬を注入するブロック療法を行います**。ここまでの治療を保存療法といい、多くの場合、このプロセスのどこかで改善します。

動かして改善する

1. 腰への負担を避けて症状が軽減される

↓

2. 体操やストレッチで体を動かすことができる

↓

3. 血行促進、筋肉や関節の緩和、
筋力アップで椎骨や仙椎を支える力がつく

↓

4. 神経が圧迫されず、神経機能を
回復させる

改善

手術が必要なケースと不要なケースがある

手術は最後の手段です。**保存療法で改善がみられない、痛みが強い、マヒ症状が強い、排尿障害がある、長期間強い症状が続いているといった状態にある場合、手術適応**になります。また、仕事の関係などで保存療法を継続するよりも、手術での早期改善を望む人もいます。病気の状況や自覚症状だけでなく、生活への支障も考慮して、適切な治療を選択するのです。

どれくらいの期間でどれくらいの改善を求めるかも人によって違います。つまり、人それぞれの治療方針があるのです。

治療の方法②

温熱やマッサージの物理療法で患部の血行を促進する

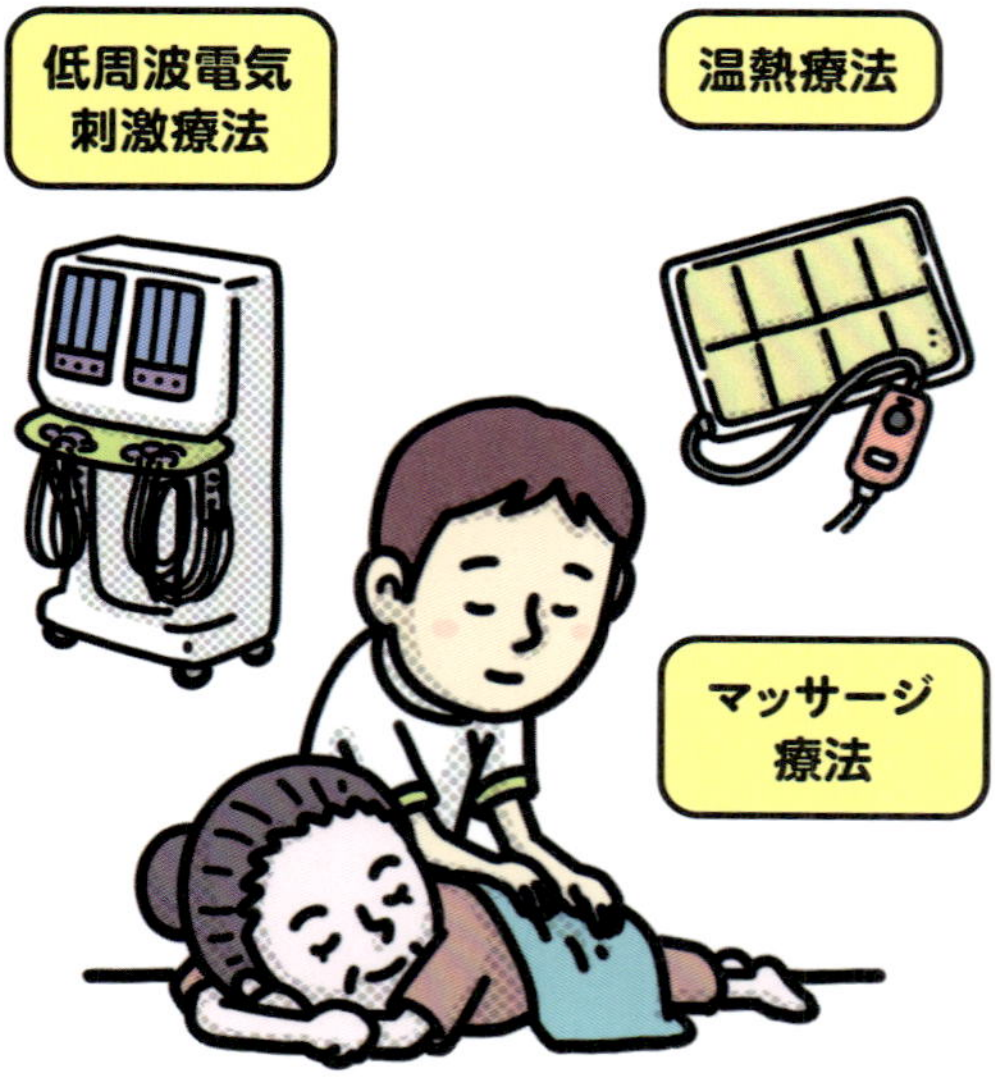

痛みや炎症を起こす物質が体外に排出される

正しい姿勢や生活の工夫だけでは、症状が軽減されない場合、理学療法（物理療法と運動療法）に進みます。物理療法は、血行を促進して痛みを緩和させることがひとつの目的です。神経根《しんけいこん》や馬尾《ばび》が圧迫されて血行を阻害された状態が、坐骨神経痛の根源にあります。**痛みや炎症を解消するには、血行を促進することが有効**なのです。

ホットパック（温湿布）を使用した温熱療法

血行促進できるセルフ療法

入浴	38 ～ 41 度のお湯で 10 ～ 30 分、半身浴する。温熱効果のほか、浮力効果によって筋肉を休めることにもなる。	P118参照
温湿布	血行を促進し、筋肉の緊張を緩和させる効果がある。医師に相談のうえ、適切な温湿布を使用すること。	
体操ストレッチ	物理療法を行ったのちに軽い体操やストレッチを行うとより効果的。内容は運動療法（P80）を行う。	

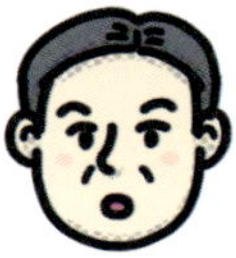

血行促進は坐骨神経痛以外にも、体のあらゆる健康に寄与します！

は、患部を15～20分ほど温め、血行を促します。痛み物質が排出され、筋肉の緊張も緩和されます。低周波電気刺激は、体の深層部を温めます。遠赤外線や超音波、マイクロ波で同様の効果をもたらす機器もあります。また、**自宅での入浴も有効**です。38～41度のぬるま湯での半身浴にしてください（P118参照）。温度が高すぎると交感神経を刺激して血管が収縮するので逆効果です。

筋肉の緊張を緩和し、血行促進させるのに、マッサージ療法があります。その際、必ず**あん摩マッサージ指圧師の国家資格を持っているところで治療**してください。また、マッサージをすることで症状が悪化する場合は中止しましょう。通院している整形外科に相談することをおすすめします。

治療の方法③

体操やストレッチの運動療法で筋肉の緊張をやわらげる

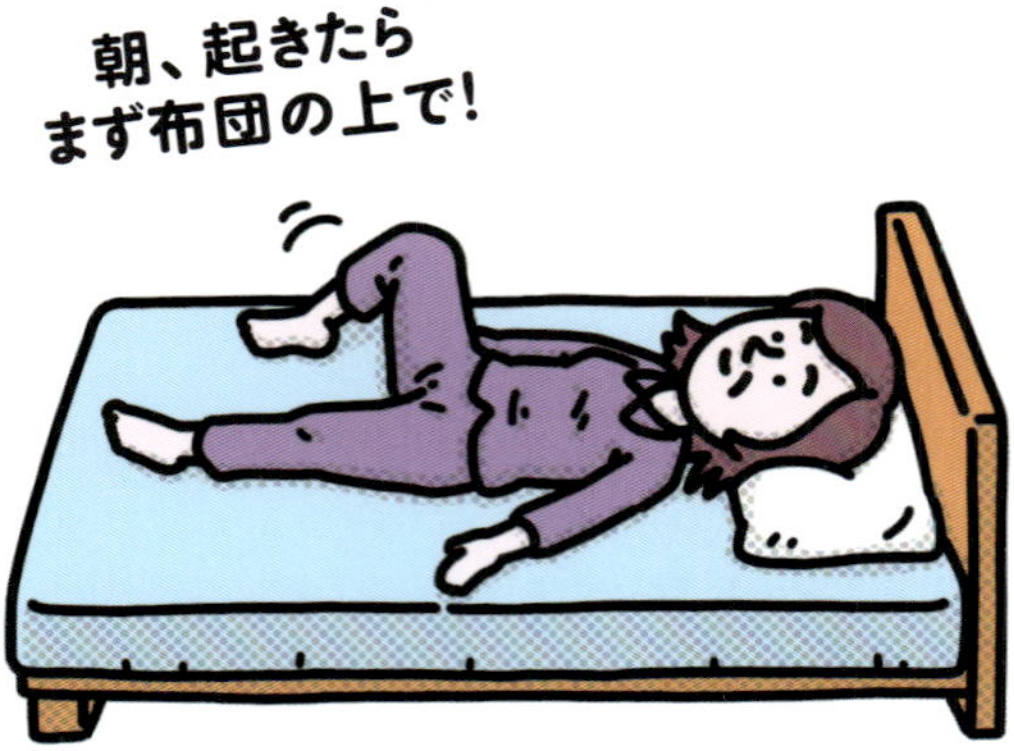

1. 仰向けになって片ひざを立てる。
2. ひざを外側にゆっくり倒していく。20秒キープ。左右1〜2回。

筋肉をほぐしながら適度に筋力を高める

血行を促進し、筋肉や靱帯《じんたい》の緊張を緩和させるという点では、物理療法と同じです。プラスの効果は、筋力が適度に高まることです。これにより**椎骨や仙椎を支える力がつき、神経の圧迫を弱めることで神経の機能回復を期待**できます。運動療法の効果が出るまでには少し時間がかかりますが、着実な治療法であり、また改善後は予防策となります。

ただし、気をつけるべき点がいくつかあり

運動療法で注意すること

注意
1 痛みの強い時期は行わないこと

症状を悪化させる。痛みが出るような強度な運動も避ける。

注意
2 医師や理学療法士の指導を受けること

体の状態を確認したうえで、適切な運動内容を選ぶようにする。

注意
3 1回の強度を抑え、継続すること

体に負担がかからない程度の運動を、毎日続けると効果が出る。

注意
4 痛みが出たら整形外科を受診すること

痛みを感じたら中止する。受診して治療の指導を受け直すように。

ます。まず、**症状が強く出ている場合は逆効果**になります。間違った方法で行うことも症状を悪化させます。脊柱管狭窄症の人は、腰を反らす運動は避けなければなりません。医師や理学療法士の指導を受け、実行するようにしてください。

ポイントは、軽い体操やストレッチを、毎日少しずつすること。腰、背中、お尻、太ももの裏側の筋肉、また股関節を伸ばす運動を行います（3章参照）。軽度な運動で短時間にとどめてください。特に**朝起きたとき、長時間同じ姿勢でいたときに取り入れるとよい**でしょう。症状が軽い場合は、ウオーキングも有効です。プールでのウオーキングは浮力効果があり、負担が小さいのでおすすめです。

治療の方法④

コルセットで腰椎を固定する装具療法で一時的に対処

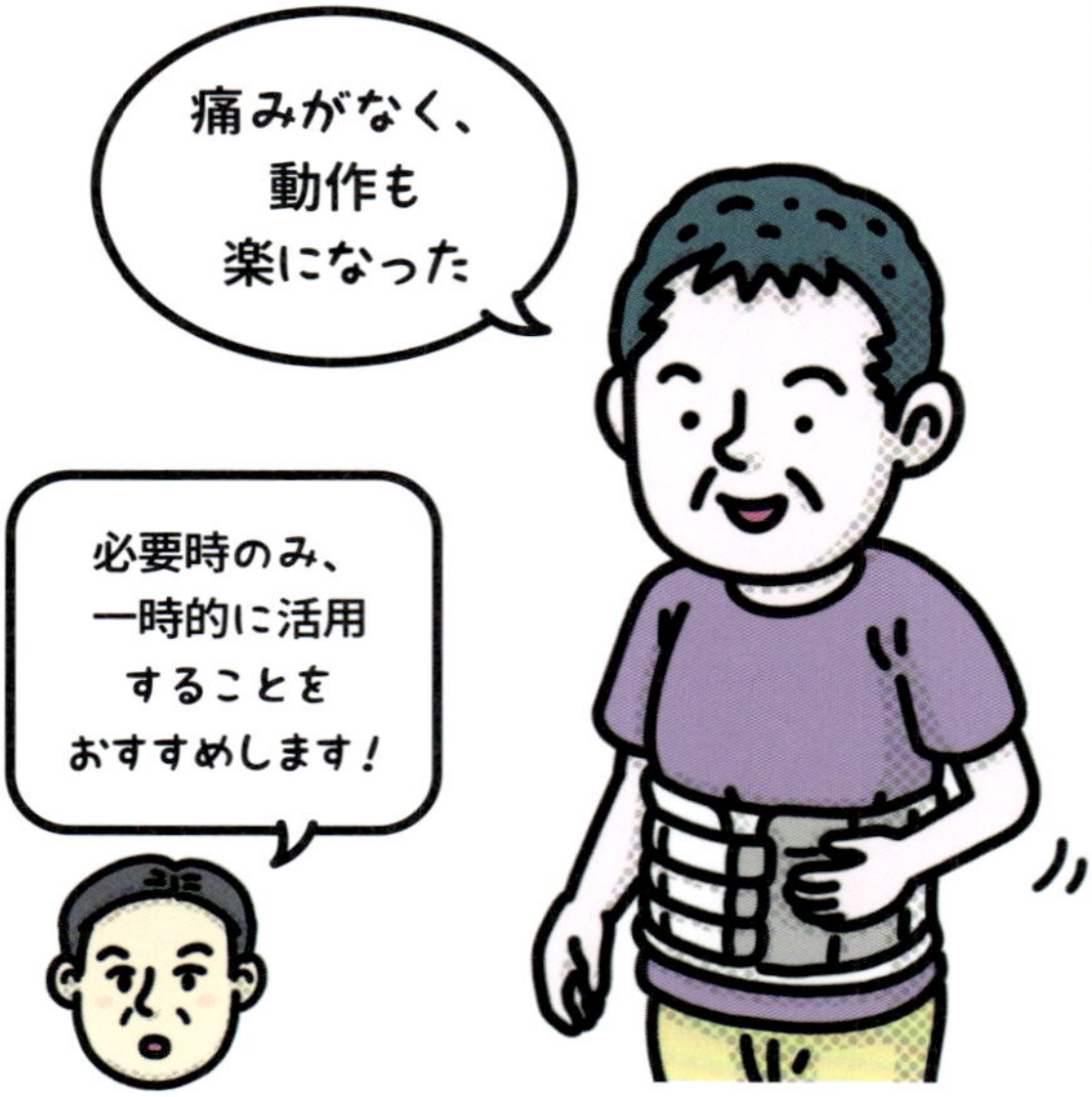
痛みがなく、動作も楽になった
必要時のみ、一時的に活用することをおすすめします！

使用は必要時のみに！間違った使い方で悪化する

坐骨神経痛でコルセットを使用することもありますが、これは必要時のみです。当院では**脊椎固定手術をする患者さんに、体に合ったコルセットを制作し、一時的に使用**してもらうことがあります。

コルセットには、固定と動きの制限、姿勢の矯正、腰などへの負荷の軽減、腹圧を高める、不安感の軽減という効果があります。コルセットをつけると痛みがあらわれにくくな

オーダーメイドがおすすめ

ドクターCheck!

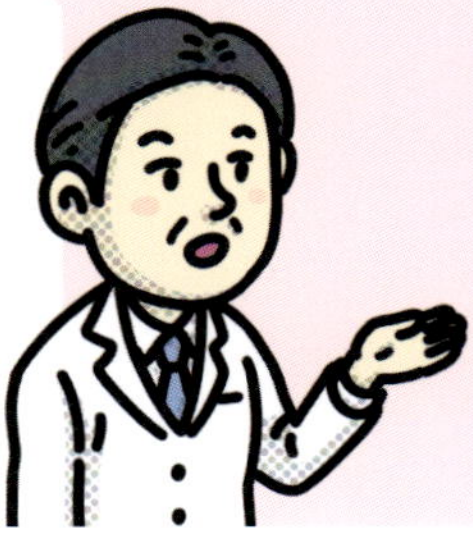

自分の体に合ったものなら安心して装着できる

市販のコルセットもさまざまな種類がありますが、それらが自分の体に合うかどうかはわかりません。コルセットをオーダーメイドする専門家がいます。医師の処方があれば、医療保険が適用されます。

り、姿勢を保ったり動作したりするのが楽になります。症状が強い場合は有効です。その一方で、**筋力を低下させてしまうというデメリット**があります。また、痛みが出ないようにと固定力を高めてしまうと、**血行を阻害し、全身の不調につながるリスクもあります**。コルセットにはいくつかの種類があり、坐骨神経痛における保存療法で使用するのは、軟性コルセットです。伸縮性のある素材のため、先述のリスクは多少軽減されますが、**使用する場合も短期間にするべき**です。

装具療法を行うかどうかは、医師に相談してください。使い方、使用期間、注意事項などを理解したうえで、一時的な補装具として活用しましょう。

治療の方法⑤

ほかの治療と並行して行う痛みを緩和する薬物療法

症状の改善に向けて痛みの緩和は大切な要素

最初にお伝えします。**薬物療法は対症療法**ですので、脊柱管狭窄症の根本を治せるものではありません。これはほかの保存療法においても同様です。ただ、脊柱管狭窄症を改善することにおいて、**痛みを緩和させるのはとても重要なこと**なのです。痛みがあるうちは、日常生活に支障が出るだけでなく、運動療法も行えませんから。

薬物療法は複数の薬を組み合わせることも

薬の種類	主な作用
鎮痛薬	痛みを鎮める。
消炎鎮痛薬	痛みと炎症を抑える。
神経障害性疼痛《とうつう》薬	神経内で痛みの伝達を抑制する。
筋緊張緩和剤	筋肉のこわばりをやわらげる。
血流改善薬	血管を広げ、神経や筋肉の血行をよくする。
ビタミンB_{12}製剤	末梢《まっしょう》神経の機能を回復させる。
SNRI	セロトニンとノルアドレナリンが不足するのを防ぎ、痛みを抑える。
オピオイド鎮痛薬	強い痛みや慢性的な痛みを鎮める際などに使う。

薬の服用で注意すること

注意

① 医師から処方された薬を使用すること

症状や体質に合わせた薬を使用することで、効果を得るとともに安全性も保たれる。副作用の説明も受けること。

注意

② 指示された量や期間を必ず守ること

自己判断で服用を中止することは、改善の妨げになる。薬を服用する意味を理解し、医師の指示に従うこと。

注意

③ ほかの薬を服用しているときは医師に相談

薬の組み合わせや、服用する量に影響してくる。坐骨神経痛の薬がほかの病気に影響することもあるので要注意。

あります。薬それぞれに違った効能があるからです。代表的な薬は上記の通り。主体となるのは、神経障害性疼痛薬です。もともとは帯状疱《たいじょうほう》疹《しん》の痛み止めでしたが、神経痛への効果も認められています。医師は**症状をみて最適な薬を処方し、症状の変化をみながら種類や量を変更していきます**。薬には副作用もありますので、医師の指示に必ず従って服用してください。ほかの病気で服用している薬との兼ね合いもあります。

また、市販の鎮痛薬にも、医療機関で処方されるものと同じ有効成分が含まれています。しかし、その人の症状や体質に合っているかは、医療現場からは不明です。やむを得ず服用する場合は、医師や看護師の指示を受けてください。その場合も一時的な対処と考えたほうがよいでしょう。

治療の方法 ⑥

局所麻酔薬や抗炎症薬を注入するブロック療法で対処

神経やその周辺に直接アプローチする!

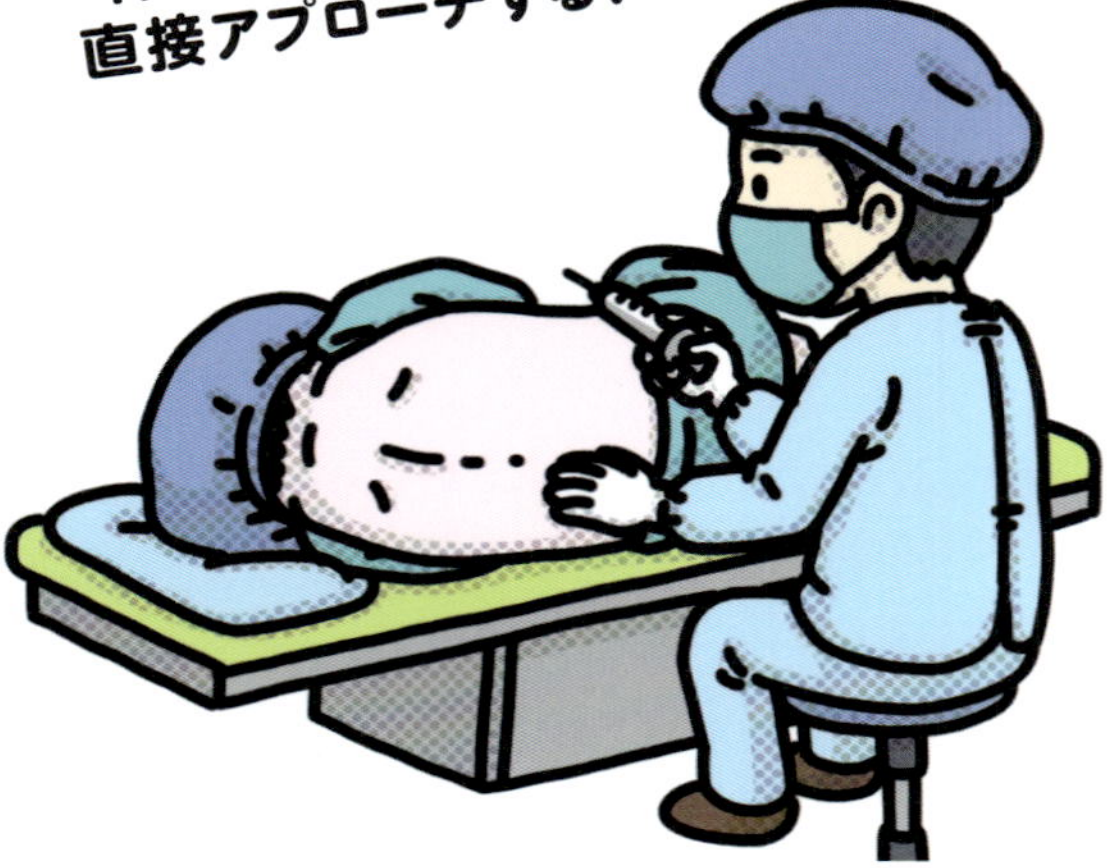

繰り返し行うことで痛みが緩和し、血流が促進

理学療法や薬物療法での効果が芳しくない場合、**ブロック療法を行います。ブロック療法は、神経やその周辺に局所麻酔薬や抗炎症薬を注入する治療法**で、患者さんへの負担も小さい治療です。痛みの強い場合に有効で、その効果は一時的ではありますが、長く持続する人もおり、繰り返し行うことで、徐々に痛みが軽くなります。また、痛みの緩和だけでなく、**血流を促進する効果**もあります。痛み

ブロック療法の種類

	神経ブロック		椎間関節ブロック
	硬膜外《こうまくがい》ブロック	神経根《しんけいこん》ブロック	
薬物を注入する部位	硬膜の外側の外腔に注入する。腰椎硬膜外ブロックと仙椎硬膜外ブロックを使い分ける。	坐骨神経の神経根、あるいはその周りに注入する。	椎間関節内に注入する。
対象者	下肢痛がある人。	痛む範囲が限定されている人。または硬膜外ブロックで効果がみられなかった人。	腰痛やお尻の痛みがある人。腰を反らしたときに太ももに痛みが出る人。

が生じているとき、自律神経の交感神経が興奮して血管を収縮させてしまいます。痛みを緩和することでその作用を抑制するのです。自律神経のバランスが整うことによる健康への寄与は、ご存じのとおりです。

ブロック療法は、神経に作用する「硬膜外ブロック」と「神経根ブロック」（合わせて「神経ブロック」という）のほかに、腰椎すべり症を併発している場合などに行う「椎間関節ブロック」などがあります（上記参照）。**障害されている場所を見極め、X線撮影を行いながら治療**をします。

なお、局所麻酔薬や抗炎症薬にアレルギーのある人や、血液が固まりにくい人、排尿障害のある人、糖尿病などで免疫機能が低下している人などは、この治療を行えません。

治療の方法 ⑦

保存療法での改善が難しい場合は手術を検討する

事前に説明を受けて手術の意義を理解しておく

繰り返しお話ししますが、手術は保存療法を行ったうえでの最終手段です。もちろん病気の状態が深刻で症状が強く、緊急性を求められる場合は、早急に手術をします。しかし、こうしたケースは全体でみるとごく一部です。

また、手術をすれば完治するわけではありません。このあと詳しく解説していきますが、**手術は神経の圧迫を取り除いたり、脊椎を安定させたりするもので、神経そのものを改善す**

手術の主な種類

神経除圧術	椎弓《ついきゅう》切除術	
神経除圧術	内視鏡下椎弓切除術	
脊椎固定術	背中を切開	後側方固定術（PLF）
脊椎固定術	背中を切開	後方椎体固定術（PLIF）
脊椎固定術	わき腹を切開	側方進入脊椎前方固定術（XLIF、OLIF）

手術費用の目安

手術名	診療報酬点数
前方椎体固定	41,710点
後方又は後側方固定	32,890点
後方椎体固定	41,160点
前方後方同時固定	74,580点
椎弓切除	13,310点
椎弓形成	24,260点
内視鏡下椎弓切除術	17,300点
内視鏡下椎弓形成術	30,390点

- 保険を使って医療を行うことを「保険診療」という。
- 表にある「点」は、医科診療報酬の点数。1点10円で計算。

  例：前方椎体固定・41,710点の場合、417,100円になるため1割負担なら41,710円となる。
- 表は手術のみの点数。保険適用でも検査、薬、入院費などが別途かかる。
- 高額療養費制度により、負担が減る手術もある。

るものではありません。脊柱管を正常に戻すことで、神経の機能回復を期待するのがひとつの目的です。もちろん、手術のメリットは大です。症状の緩和だけでなく、多くの場合、身体機能を取り戻せるのですから。

手術には入院が伴います。神経除圧術では約1週間、脊椎固定術では1〜2週間。リハビリが必要な場合はもう少し期間を要することがあります。費用は、麻酔料、手術料、インプラント（脊椎固定術の場合）、薬代、リハビリ費用、入院基本料、ベッド代、食事代などです。手術の種類による料金の差はそこまでありません。また、当院では保険適用の治療のみです。高額医療保険制度も活用できます。**治療内容、期間、費用を含めて、医師からしっかり説明を受けてください。**

神経除圧術

椎弓《ついきゅう》切除術

椎弓の一部を切除し、
確実に神経の圧迫を解除する。

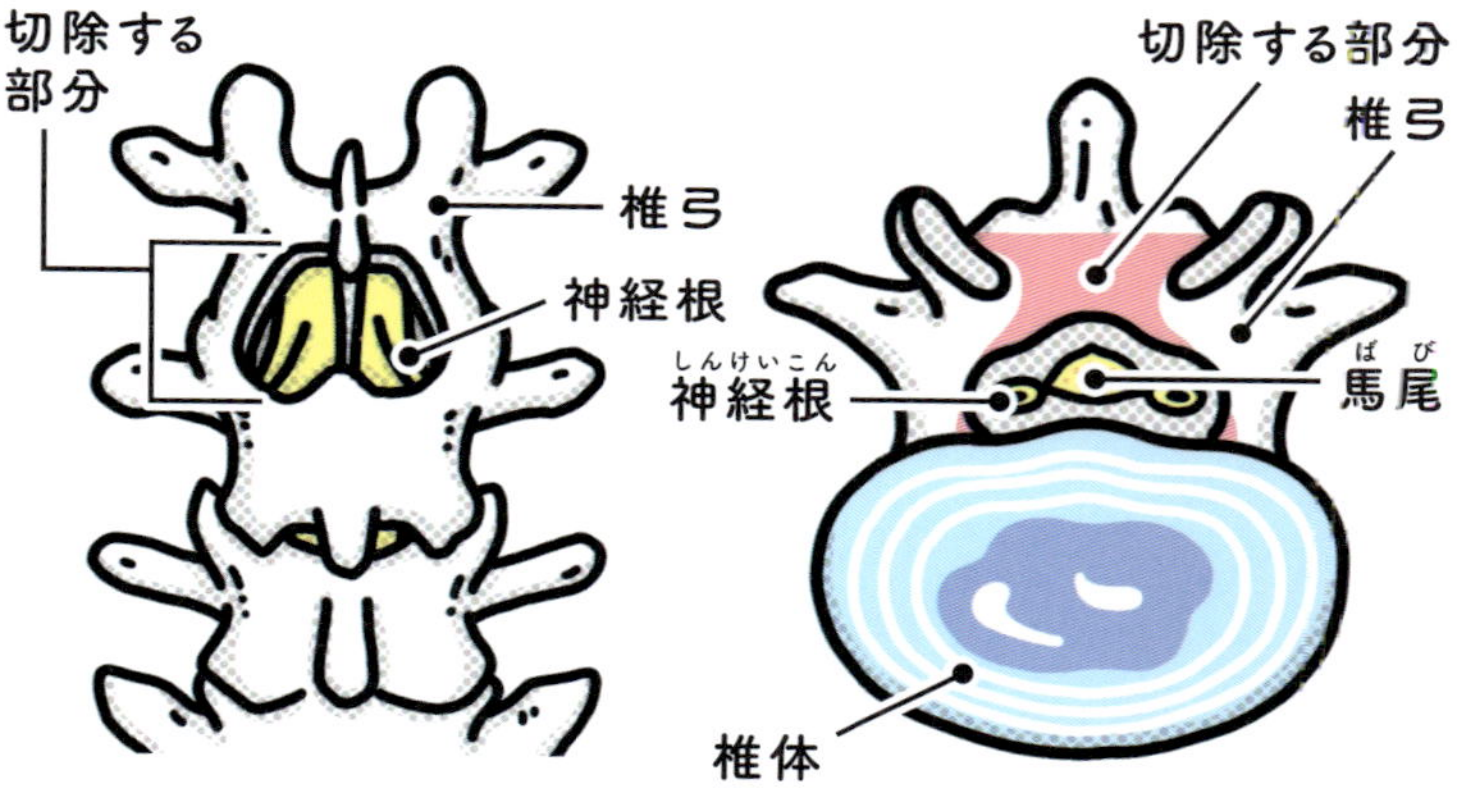
切除する部分
椎弓
神経根
切除する部分
椎弓
神経根《しんけいこん》
馬尾《ばび》
椎体

脊柱管を広げて神経根や馬尾の圧迫を解除

腰椎部分の椎弓の一部を切除して脊柱管を広げ、神経根や馬尾の圧迫を解除する手術を神経除圧術といいます。比較的広範囲に切除する椎弓切除術と、最小限の部分を切除する椎弓部分切除術があります。脊柱管狭窄症の手術で最も多く行われている術法です。腰椎の後方部分にある椎弓を切除しますが、脊柱や体の動きへの影響はありません。ただし、椎弓の切除部分が広範囲になる場合は、腰椎の安定性が損なわれる可能性があるため、脊椎固定術（P92）を追加する場合があります。切除する範囲は、神経の圧迫の程度によります。また、椎弓だけでなく、椎間関節の骨棘《こつきょく》、靭《じん》

内視鏡手術

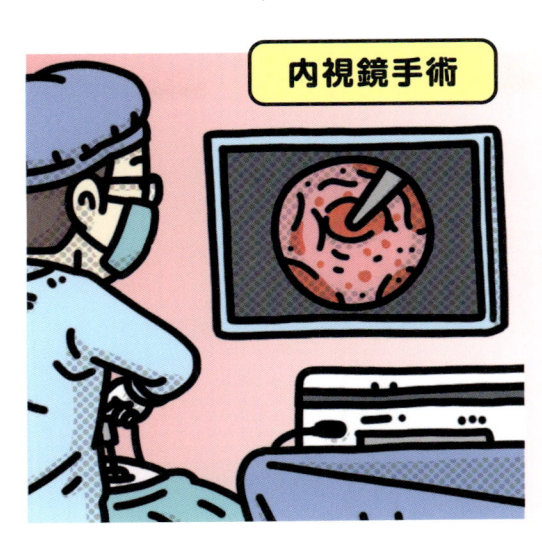

最先端のハイビジョン脊椎内視鏡システムは、体に入る超小型カメラと医師が目視する大型スクリーンモニターの両方が高画質ハイビジョンシステムを搭載したもの。体内の様子、神経やヘルニアの状態が高画質で描出され、より安全で確実な手術が可能。

帯《たい》も神経が圧迫されている範囲に応じて切除します。

神経に関わる手術ですから、高度な技術が求められます。**顕微鏡下手術のほか、内視鏡手術が増え、より高度で安全な手術になってきています。**ただし、すべての医療機関が設備を有しているわけではありません。また、**検査や治療において患者さんの負担をより小さくすることを「低侵襲《ていしんしゅう》」といいます。手術においても低侵襲化が進められています。**

術後は安静にしたのち、回復状況を見ながら歩行を開始します。生活に大きな支障が出ないため、社会復帰までも時間を要しません。ほかの手術にもいえることですが、手術方法も生活スタイルを考慮し、担当医とよく話し合うことが大切です。

脊椎後方固定術

後側方固定術（PLF）

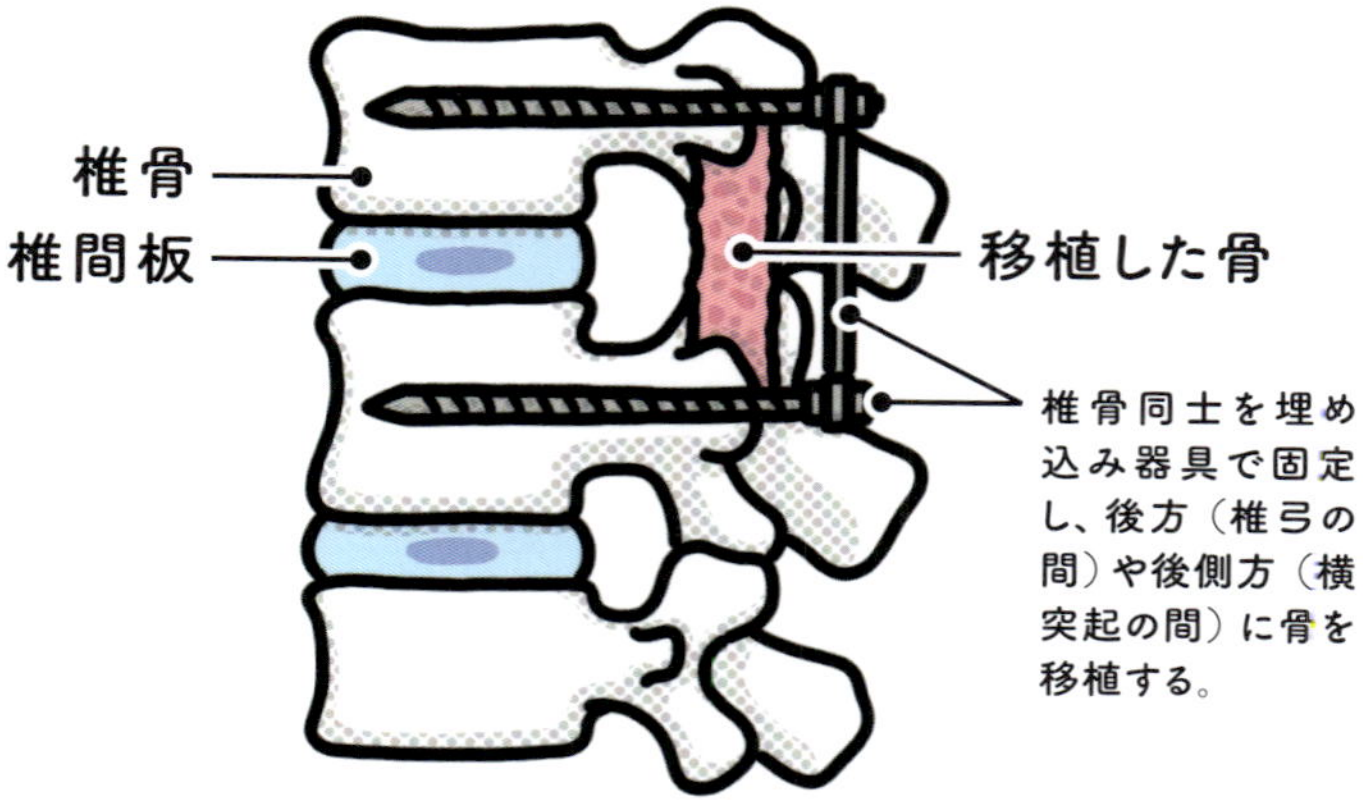
椎骨
椎間板
移植した骨
椎骨同士を埋め込み器具で固定し、後方（椎弓の間）や後側方（横突起の間）に骨を移植する。

器具と骨を移植し脊椎を固定させる

神経除圧術を行うのと同時に、埋め込み器具（金属製のスクリューやロッド、プレート）やインプラント（椎間に挿入する器具）などで腰椎を固定する手術が、脊椎後方固定術です。狭窄が複数箇所に及んでいる場合や、椎間関節が変形するなどして腰椎が不安定な状態になっている場合に行います。

また、腰椎すべり症（P54）を合併している場合も腰椎が不安定になっているので、同様の手術となります。

手術は背中を切開し、神経除圧術を行ってから器具で腰椎を固定します。そして除圧した骨や骨盤から採取した骨を加工して骨移植

後方椎体固定術（PLIF）

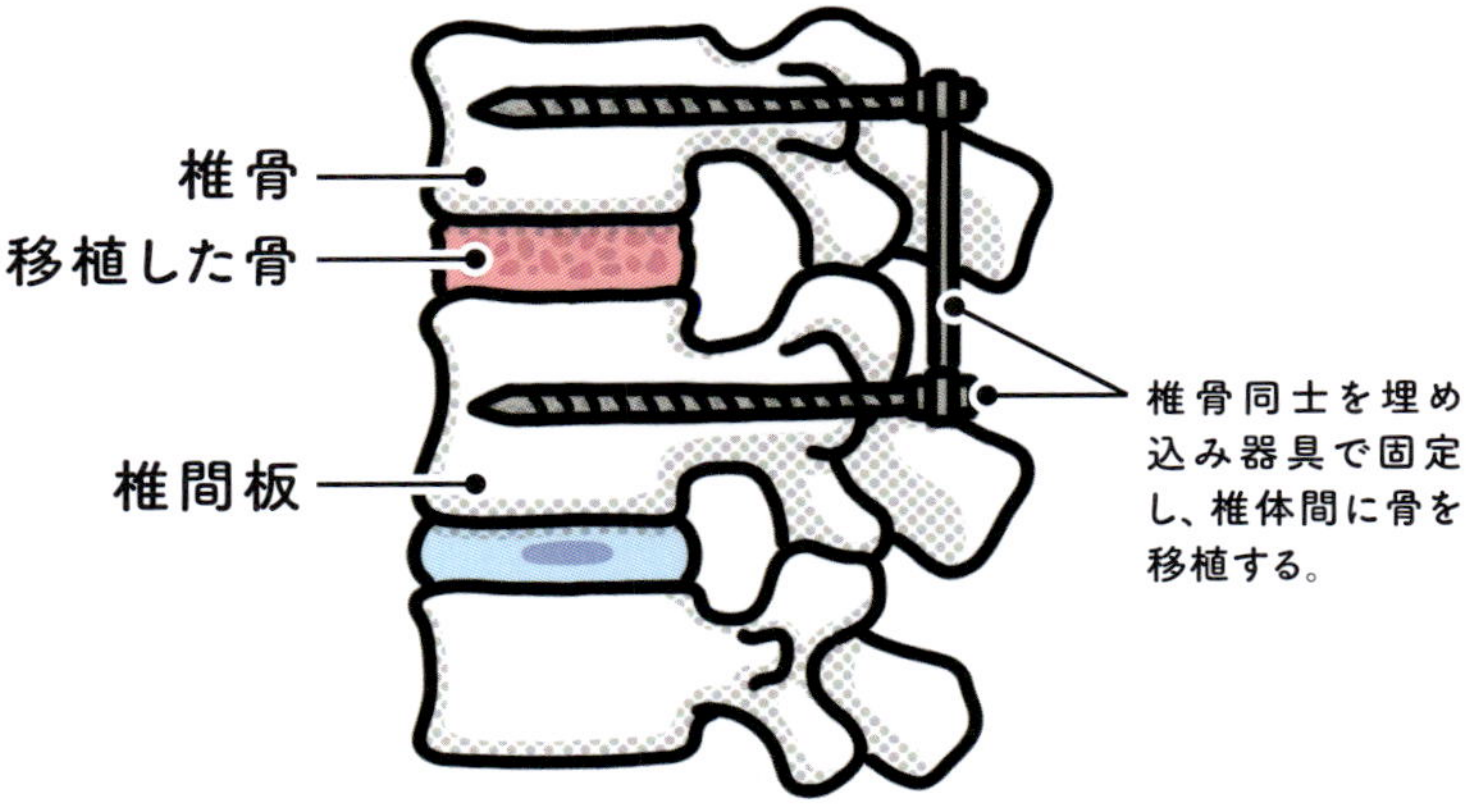
椎骨
移植した骨
椎間板
椎骨同士を埋め込み器具で固定し、椎体間に骨を移植する。

を行います。骨をつくる骨芽《こつが》細胞が働いて新しい骨がつくられ、骨同士がしっかりくっつきます（「骨癒合《こつゆごう》」という）。椎弓《ついきゅう》や横突起の間に骨移植を行う後側方固定術（PLF）と、椎体間に骨移植を行う後方椎体固定術（PLIF）の2種類があります。神経除圧術よりも手術費用が高くなり、入院期間も少し長くなりますが、大きな差はありません。

また、**埋め込み器具やインプラントの性能、骨移植の技術が発展し、手術の精度や効果が上がっただけでなく、術後の復帰も早くなっています。**

さらに低侵襲化《ていしんしゅうか》によって新しい術法も採用されています。詳細については次ページで紹介します。

低侵襲《ていしんしゅう》固定術

低侵襲脊椎固定術（MIS-TLIF）

皮膚を何か所か数センチ切開し、X線の透視撮影をしながらスクリューを挿入して行う手術。

特徴 1 **傷が小さい**

特徴 2 **筋肉のダメージが少ない**

特徴 3 **術中・術後の出血が少ない**

特徴 4 **手術時間が短い**

特徴 5 **術後合併症（血腫や感染症）の発生がわずか**

特徴 6 **術後の痛みが少ない**

特徴 7 **入院期間が短い**

確実に神経除圧を行い確実に腰椎矯正ができる

傷口が小さくてすみ、筋肉への影響も少なくて術後の痛みが弱く、回復を早める低侵襲化がはかられています。低侵襲脊椎固定術（MIS-TLIF）もそのひとつで、皮膚を数センチ切開し、X線の透視撮影をしながらスクリューを挿入して、神経除圧術と脊椎固定術を行います。

さらに注目されているのが、**低侵襲側方進入脊椎前方固定術**です。わき腹を切開し、腰椎まで器具を入れて手術しますが、器具を入れる経路の違いによってXLIF（エックスリフ）とOLIF（オーリフ）に分かれます。

わき腹から腸、腎臓、大腰筋などをよけな

低侵襲側方進入脊椎前方固定術（XLIF）

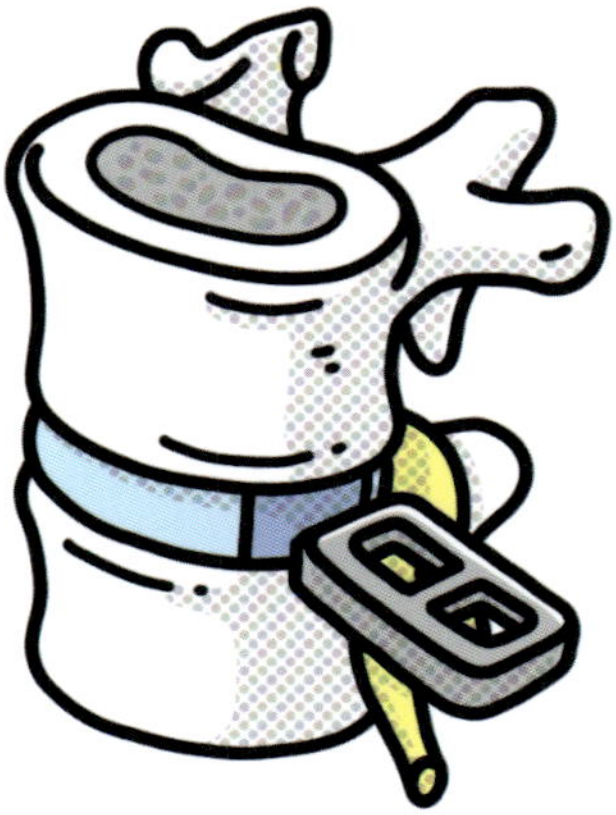

椎骨の一部や靭帯を削ることなく、器具を椎間板に到達させる手術。

がら腰椎に到達するXLIFで解説します。

まず、わき腹からアプローチするメリットは、**脊椎の一部の骨を削らずに手術できるため、腰椎の強度を低下させずにすむ**ことです。先述の脊椎後方固定術では、脊椎の一部や靭帯《じんたい》をある程度削る必要があり、神経を傷つけるリスクが多少なりともあります。その点XLIFは、椎間板を安全かつ広範囲に除去でき、従来よりも大きいサイズの人工骨を入れられることで、腰椎をより確実に矯正できます。

なお、内視鏡手術や、低侵襲脊椎固定術（MIS-TLIF）、低侵襲側方進入脊椎前方固定術（XLIF）を導入している医療機関がまだごく一部という背景があることもお伝えしておきます。

治療の方法 ⑧

脊柱管狭窄症に合併している椎間板ヘルニアの手術

世界標準の手術と新しい手術法良しあしを理解しておこう

世界の標準的な手術として普及しているのが椎間板切除術です。皮膚を切開して椎弓の一部を切除したのち、神経根をよけながら鉗《かん》子《し》（手術器械）を入れ、飛び出した椎間板を切除、最後に神経や筋肉をもとの位置に戻す手術です。**椎間板ヘルニアの手術も低侵襲化《ていしんしゅうか》がはかられており、内視鏡下椎間板ヘルニア切除術（MED）もそのひとつ**。合併症も少なく、確実にヘルニアを切除することが可能です。

椎間板切除術

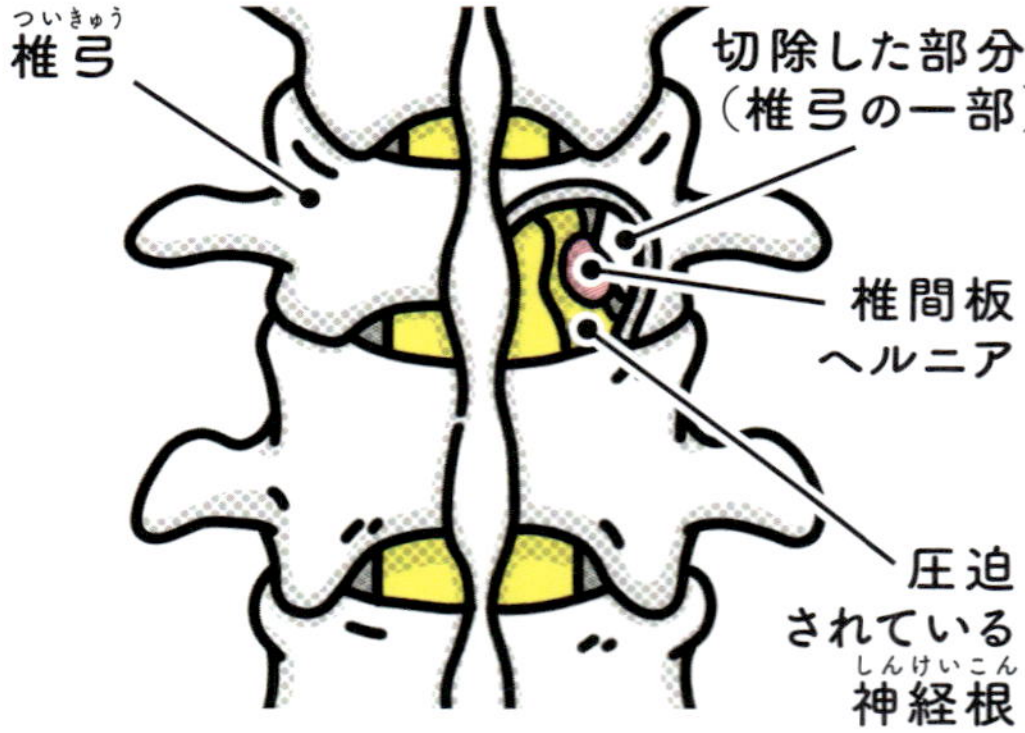

椎弓《ついきゅう》
切除した部分（椎弓の一部）
椎間板ヘルニア
圧迫されている神経根《しんけいこん》

椎弓の一部を切除し、鉗子（手術器械）を入れて飛び出した椎間板を切除する手術。

体の負担が少ない最先端の手術法

経皮的内視鏡下椎間板摘出術（PELD・FESS）

内視鏡を椎弓間や椎間孔から椎間板内に挿入し、鉗子（手術器械）などで飛び出した椎間板を切除して摘出する。局所麻酔でも行うことができ、入院期間も比較的短い。

椎間板内酵素注入療法（ヘルニコア）

椎間板内に酵素薬を注入することで、有効成分のコンドリアーゼが水分を分解し、神経の圧迫を弱める。局所麻酔で行えるが、一生に1回しか施行できない。

すべての医療機関が最先端の手術設備を有しているわけではない！

さらに低侵襲である経皮的内視鏡下椎間板摘出術（PELD）は、最近では全内視鏡下脊椎手術（FESS）とも呼ばれ、直径8ミリ前後の内視鏡を神経根の出口である椎間孔から椎間板内に挿入して行います。また、これらの内視鏡手術を導入している医療機関はごく一部で、医師の高い技術を求められるという背景があります。ほかにもレーザーを使って髄核を蒸散（蒸発）させる経皮的レーザー椎間板減圧術（PLDD）もありますが、健康保険の対象外です。レーザーの熱によって脊椎や椎間板が傷つく可能性があります。

注射治療と手術治療の中間的な位置づけとして、椎間板内酵素注入療法（ヘルニコア）も行われています。椎間板内の圧力を下げることで、ヘルニアによる神経の圧迫を減少させます。

治療の方法⑨

機能回復のための術後のリハビリテーション

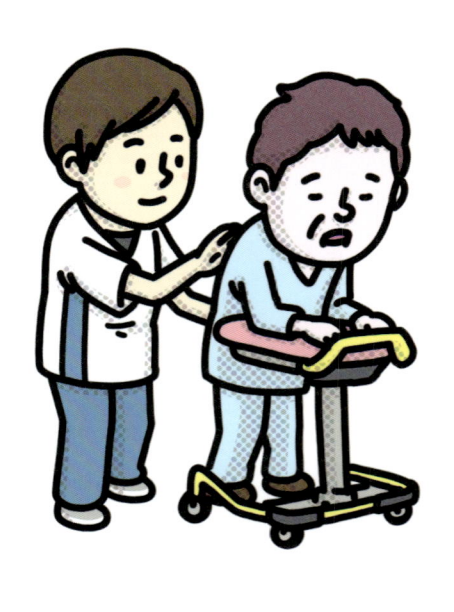

早期離床で筋力低下を防ぎ身体機能を回復させていく

手術の目的は、病気の原因への対処はもちろんですが、自身が目的とする生活を送れるようにすることです。そのためには、術後の対処が大切で、リハビリテーション（以下、リハビリ）を行います。

手術の種類や術後の状況によって変わりますが、一定期間安静にしたら、リハビリを開始します。**早期離床といい、ベッドで安静にしている状態から早く離れることが求められ**

術後のリハビリの例

	神経除圧術	脊椎固定術
1日目	歩行器を使って歩く。リハビリ室で訓練。	ベッドの上で起き上がる。自分で横向きになる。車椅子に乗車する。ベッドの上でリハビリする。
2日目		
3日目	歩行が安定すれば退院可能。	
4日目以降		コルセットを装着し、歩行器を使って歩く。歩行が安定すれば退院可能。

ます。その際、痛みがあれば、鎮痛薬で痛みをコントロールしながら体を動かしていきます。それは、筋力が衰えないようにするだけでなく、**麻酔手術をしたあとは、身体の機能を回復させることも大切**だからです。

リハビリは理学療法士の指導のもと、計画を立てて行っていきます。例えば、ベッドから起き上がったり体勢を変えたりする、歩行器を使って歩く、歩行器なしで歩くという流れで日常動作を取り戻していきます。トイレやシャワーなどもリハビリの一環です。また、退院後は目的とする生活を送れるようにするため、自身でのリハビリを継続します。**運動療法を行うのも有効で、これは再発予防にもなります。**

治療の方法⑩

再発や後遺症の可能性もある！セルフケアでの予防が重要

手術で神経の通りを改善 神経の回復は個人差がある

手術をした人が「痛みやしびれが残っている」ということがあります。先にも述べましたが、手術は神経の圧迫を解除し、神経が機能回復できる環境を整えたにすぎません。極端な話、神経が回復できないほど損傷していた場合、坐骨神経痛は残り続けます。

また、**神経が機能を回復した場合でも無理な運動や体勢を続けたり、筋力が低下したりすると再発することもあります。**脊柱管狭窄

脊柱管は加齢と生活習慣で変形する特性がある！

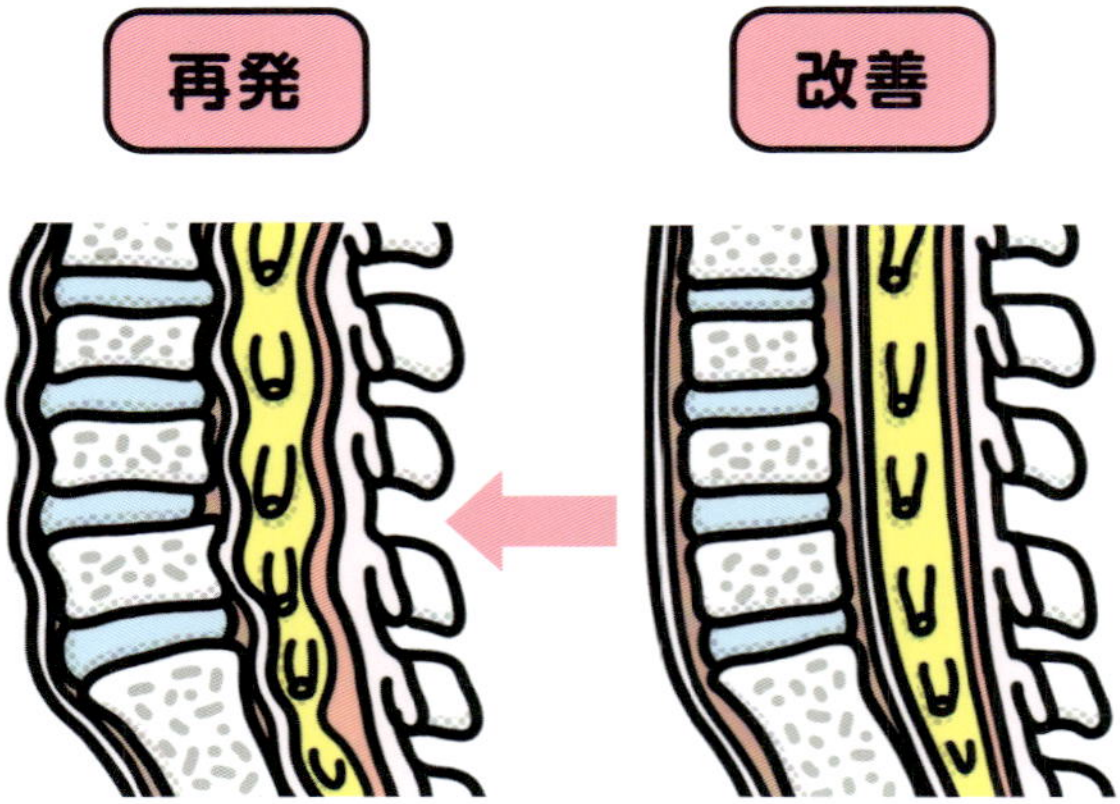

再発する可能性がある

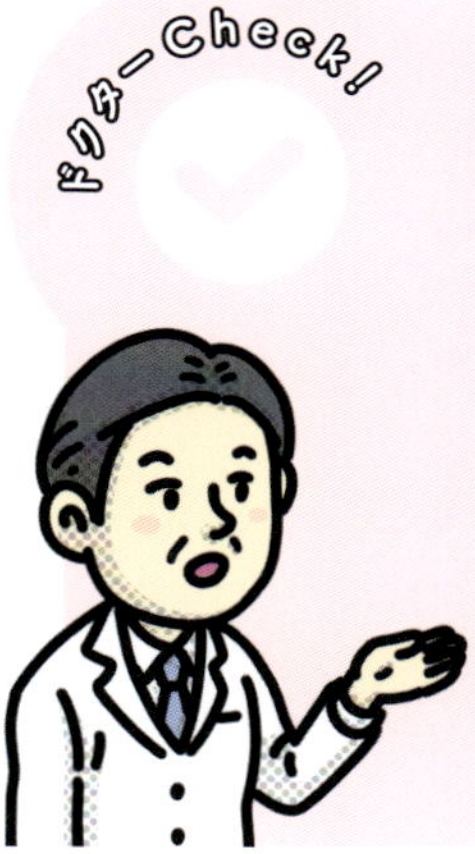

個々の自己管理こそ再発を予防する第一手段

治療の終了はありません。症状が軽くなったからといって改善への取り組みを中止すれば、黄色信号が点滅します。病気を発症する前の予防はもちろん、発症した人は再発を防ぐ、もしくは症状を悪化させないために、自己管理を続ける必要があります。セルフケアについては3章で具体的に解説していきます。

症の術後、4～5年の経過では70～80%の患者さんにおいて良好ですが、10年をすぎるとその割合が低下していくともいわれています。その背景には手術のタイミングを逃していた、または手術をするタイミングではなかったこともあります。もちろん、手術内容の選択や治療の精度も無関係ではありません。

手術に限らず保存療法でも同じことがいえ、症状が悪化する前に対処しておくことの重要性を示すものでもあります。繰り返しお伝えしますが、治療で目指すのは改善です。**運動療法を継続することはもちろん、腰椎に負担のかかる姿勢や動作を避け、肥満防止、筋力アップなど体の健康化をはかることが再発の予防になります。**

治療に関する Q&A

治療は医療機関と患者が二人三脚で継続していくもの。ここでは、個々の改善への取り組み時によくある疑問について解説する。

Q コルセットは常に装着したほうがよいでしょうか？

A 脊椎固定術などで腰椎が不安定な状態のときは、コルセットを装着してリハビリをします。しかし、これも一定期間です。保存療法中は痛みやしびれが強いときだけ装着するようにしてください。コルセットに頼ると、筋力の低下を招きます。また、血行を阻害して神経に悪影響が及ぶことにもなりかねません（P82参照）。

Q ブロック注射の効果は一時的なのでしょうか？

A 決して気休め的な治療ではありません。効果は一時的ですが、人によっては持続することもあり、繰り返し行うことで痛みが軽減されていきます。また、神経の炎症も改善されます。さらに、痛みが緩和されることで、自律神経のバランスが整い、血流を促進する効果もあります（P86参照）。

Q　湿布を貼る際、冷湿布と温湿布のどちらがよいでしょうか？

A　急性の痛みの場合は、冷湿布で炎症を抑えることが有効です。慢性的な痛みの場合は、温湿布を貼ることで、血行を促進し、筋肉の緊張を緩和させます。消炎鎮痛薬を含む温湿布もあります。整形外科で処方してもらうとよいでしょう。長時間貼り続けると皮膚に炎症が起こることもあるので注意してください。

Q　薬は痛みが強いときだけ服用すればよいのでしょうか？

A　消炎鎮痛薬は頓服《とんぷく》（症状が強いときに服用すること）でもかまいませんが、血流改善薬や神経障害性疼痛《とうつう》薬などは、指示されたタイミングで決められた量を服用してください。そのほかの薬においても整形外科で処方されたものを服用することをおすすめします（P84参照）。

Q　手術が失敗して歩けなくなることはありませんか？

A　神経やその周辺にアプローチする手術なので、手術ミスで下半身不随や車椅子での生活になることを心配される人がいます。医療は100％安全とはいいきれませんが、当院では手術後に重度の障害が発生した事例はありません。治療は医師と患者さんの信頼関係が大切です。治療内容について話し合い、納得したうえで治療を進めましょう。

ドクターコラム
ある患者の話③

完治と改善に違いがある
手術して完治するわけではない

医療は発展しています。脊柱管狭窄症の手術は、神経を圧迫している椎間板や骨、靱帯《じんたい》などを除去し、場合によっては脊椎を固定し神経機能の回復を助ける目的で行います。つまり、手術は神経そのものを治療するものではありません。万が一、神経が完全に機能を失っていたら、手術をしても改善は望めないわけです。患者さんに「手術をしたら完治しますか？」と質問されることがあります。その際、私は「今よりずっとよくなります。でも完全ではないんですよ」と答え、手術の説明をします。

圧迫を解消した神経がどれだけ回復するかによって、術後の状態も変わります。これは圧迫されていた程度や期間、年齢などさまざまな要因が関与しています。もちろん大半が回復します。ただ、完治という言葉は当てはまりません。神経そのものを治療しているわけではありませんから。重要なのは、手術を含めた治療の方針や意味を理解することです。

手術においては極めて高い専門性が求められます。それは医療設備の充実や医師の技術だけではありません。医学的観点に基づいた説明をしっかりしているかも大切な要因です。不安な場合は主治医に相談するようにしてください。

3章

坐骨神経痛を遠ざけるセルフケア

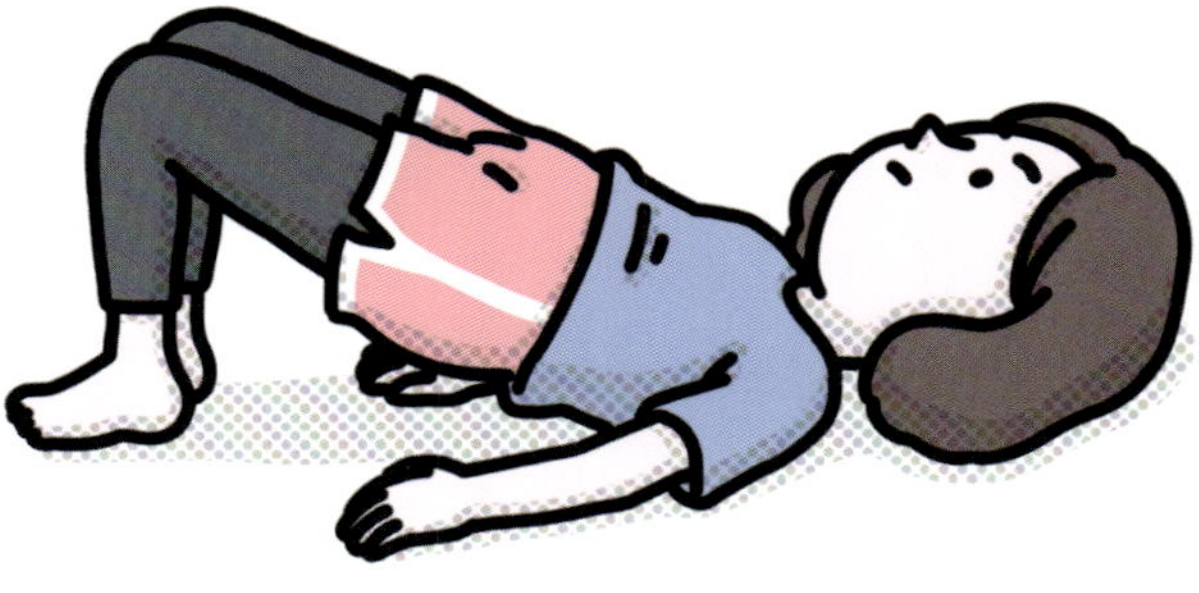

治療で坐骨神経の機能を回復させることは困難です。
これまでの治療では、症状をやわらげ、
体の状態を改善したにすぎません。
重要なのは、坐骨神経痛を発症させないための予防です。

生活の改善 ①

個人で行える保存療法 第一に生活習慣の改善

あらゆる病気予防に共通する健康的な暮らし方

薬物療法、ブロック療法は対症療法と呼ばれ、坐骨神経痛において、基本的には痛みを緩和するための治療です。痛みをやわらげることは大切ですが、痛みが出る前の対処こそが健康体を持続する秘訣《ひけつ》です。それを導くのは自己管理です。言い換えると、**体に負担をかけない生活習慣にする**ことです。

坐骨神経痛の予防においては、意識して腰椎に負担をかけないようにしてください。立

日常生活で留意するポイント

1. 正しい姿勢を心がける
2. 体に負担をかける動作を避ける
3. 体を適度に動かす
4. 筋力を高め、肥満を予防する
5. 血行を促進する食生活にする
6. 寝具や靴を最適なものにする
7. 睡眠の質を高める
8. 体操やストレッチを継続する
9. 活動量を増やす
10. 痛みが出る前に対処する

坐骨神経痛を招く生活習慣

NG 悪い姿勢
背骨は自由に運動したり、衝撃をやわらげたりするために、自然なS字状のカーブになっている。悪い姿勢を継続するとカーブがくずれ、腰椎に負担がかかる。

NG 栄養が偏った食事
骨、筋肉、血液の生成には、栄養をバランスよく摂取することが必要。現代食では、ミネラルとビタミン類が不足しがち。肥満予防の食事にすることも大切。

NG 睡眠障害
睡眠の質が悪いと、疲労やストレスの蓄積、血行阻害などにより、内臓や各器官の機能低下を招く。自律神経のバランスもくずれ、中枢神経や末梢《まっしょう》神経に影響する。

NG 血行阻害
神経には多数の血管がめぐっている。血行不良になると神経への酸素と栄養の供給が滞り、周辺の筋肉も緊張して、症状を悪化させてしまう。

ち方、座り方、歩き方、あらゆる動作で腰への負担を減らし、負担が継続しないようにすることです。硬膜《こうまく》にかかる圧力は姿勢によって変わります。48ページの解説を今一度確認してください。

気をつけたいのが、体に負担をかけないために〝活動しない〟というわけではないことです。**無理な運動は厳禁ですが、適度な運動によって筋力を高め、活動量を増やすことが大切で、関節の可動域を広げ、自律神経を働かせ、血流を促す**ことができます。

とりわけ血行促進は坐骨神経のみならず、あらゆる神経痛を予防するのに有効で、不摂生を改めることはもちろん、血行促進に有効な栄養を摂取することも心がけましょう。睡眠の質を高めることも重要です。

筋肉・骨・神経・血液を健全にする食事内容と栄養

骨、筋肉、血液に役立つ栄養素

タンパク質 骨、血液を生成する材料となる。タンパク質を合成することで筋肉がつくられる。必須アミノ酸（体内で合成されないアミノ酸）を食事で積極的に摂取したい。

ミネラル類 カルシウムをはじめ、亜鉛、マグネシウム、鉄などは、骨や筋肉、血液、さらには神経の機能を正常に保つためにも必要。どれも不足しがちな栄養のため、含有量の高い穀類、豆類、海藻類を食事に取り入れたい。

ビタミン類 体内のカルシウム吸収を促すビタミンD、新陳代謝やエネルギー代謝、血液の生成に関わるビタミンB群など、ビタミン類は筋肉や骨、血液にあらゆる健康作用をもたらす。神経の機能にも大きな影響を持つ。

不足しがちな栄養素が坐骨神経痛に必要なもの

栄養バランスの取れた食事といわれても、普段の食事でどのようにコントロールしたらよいか、難しいと思います。栄養バランスを追求するのもストレスになる場合があり、食べることの楽しみが失われてしまうのは残念です。そこで、〝**不足しがちな栄養を意識する**〟くらいの心がまえにしてはいかがでしょうか。上記に挙げた栄養素がその一例です。**ミネラル類**は、普段の食事に不足しがちなので、

ビタミン類で坐骨神経痛を予防

ビタミンE

神経に酸素や栄養を運びやすくする作用がある。不足すると神経の障害を招いてしまう。

卵、アーモンド、オリーブオイル、アボカド、大豆

ビタミンB_{12}

薬物療法で処方される薬にビタミンB_{12}製剤がある。神経の修復、機能回復に有効。

貝類、青魚、肉類（特にレバー）、牛乳、チーズ

葉酸

ビタミンB_{12}と同様に神経の修復に有効に働く。タンパク質を補う役割もある。

肉類（特にレバー）、牛乳、チーズ、緑黄色野菜

より意識的に摂取するようにしましょう。筋肉、骨、血液の生成のほか、特にカリウム、ナトリウム、マグネシウム、亜鉛は神経の修復に大事な栄養素です。また、神経には**ビタミン類も有効**で、ビタミンB_{12}は造血作用があることから「赤いビタミン」と呼ばれ、さらに神経の修復作用があることから「末梢神経のビタミン」とも呼ばれます。

　不足しがちな栄養をサプリメントで補う方法もありますが、複数のサプリを取り入れた際、一部の栄養素を過剰摂取してしまわないように注意してください。また、**坐骨神経痛や腰痛は、肥満も大敵**です。ほかの病気にもいえることですが、カロリー、糖質、脂質の摂取量に気をつけましょう。

生活の
改善
③

体に負担がかかりにくい姿勢と動作を心がける

痛みが強い場合は前かがみ 左右のアンバランスを解消する

脊柱管狭窄症は脊髄や馬尾《ばび》を覆っている硬《こう》膜《まく》に大きな圧がかかっており、その際に痛みを生じます。48ページでも解説しましたが、圧の大きさは姿勢によって違い、自然に立った状態を70とすると、前かがみでは20になります。痛みがある際は、立っているときや歩いているときに、少し前かがみを意識してください。背中を反る、伸ばす、ひねるという動作は、脊柱管が狭くなって圧が大きくなるの

立ち方・歩き方

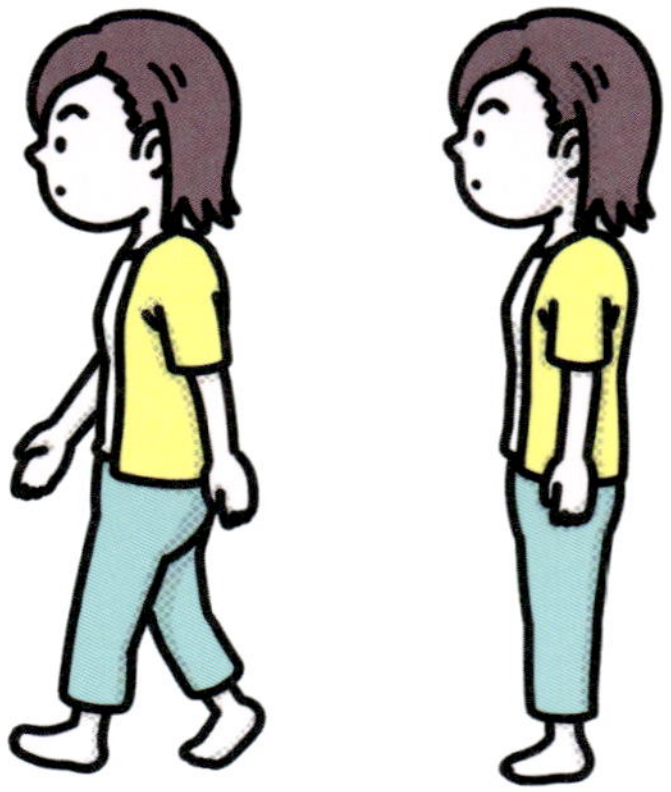

背筋を伸ばした姿勢を取る必要はない。少し前かがみにすると、神経の圧迫を避けられる。

日常生活で避けたい動き

背中を反る

背もたれに寄りかかる、うつ伏せで顔を上げるなど、腰椎が後傾する動作に気をつける。背中を反る体操は厳禁。

背中を伸ばす

高いところに洗濯物を干す、高いところのものを取るという動作で痛みが増す。背中を伸ばさなくてすむ高さで行えるようにする。

背中をひねる

料理をする際に後ろのものを取るときなどは、背中をひねらず、正面に回るようにする。振り向くときも注意。

左右均等を心がける！

ものを持ったり運んだりするときは、左右に同じ重さが伝わるようにバランスを取ること。ものを持ち上げるときも両手を使う。

で、避けるようにしましょう。

　また、日常生活ではなにげなく脊椎に負担をかけています。それが**体の左右のアンバランス**です。例えばカバンは、片側で持つものですが、左右のバランスがくずれてしまいます。ときどき**持ち替えたり、荷物を2つにして両手で持ったりする**ことで解消されます。斜めがけカバンは避けたほうがよいでしょう。リュックはショルダーを長くせずに背中にフィットさせてください。なにか**作業をする際も、できるだけ重力が左右均等になるように意識**します。適度に休憩を取ることも大切です。

　加えて、脊椎や神経への負担を減らすには、ある程度の筋力が必要なことも覚えておきましょう（P124）。

背中や腰に負担をかけない座り方と椅子の工夫

椅子への座り方

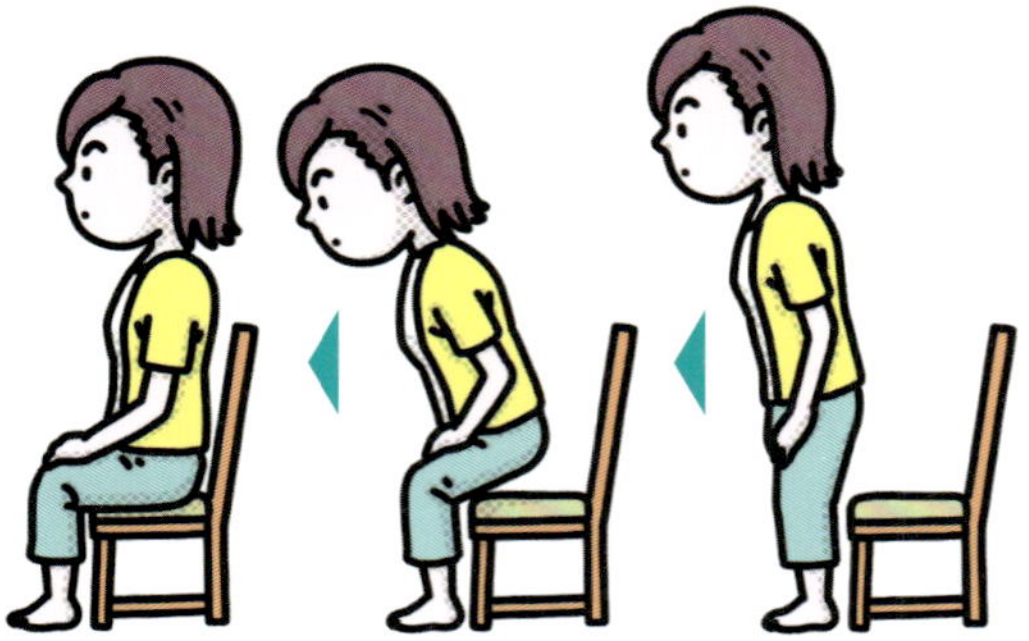

椅子の正面に立ち、軽く前傾する。

お尻を後方に引くようにしながら、ゆっくりひざを曲げる。

お尻を座面におろしたら、上体を起こす。背中は少し丸めた状態。

前傾姿勢のまま動作 椅子は身長に合った高さにする

脊柱管狭窄症の症状が高度化すると、間欠《かんけつ》（性）跛行《はこう》がみられます。椅子に座って少しの時間休むと、神経の圧迫が解消されて痛みが緩和し、また少し歩けるようになる症状ですが、椅子への座り方、椅子からの立ち上がり方も工夫が必要です。基本は前傾姿勢です。**腰、股関節、太ももの筋肉を意識すると、座ったり立ったりするときに痛みが出にくいです。**腰が疲れたときなどは、一気に座りたく

椅子からの立ち上がり方

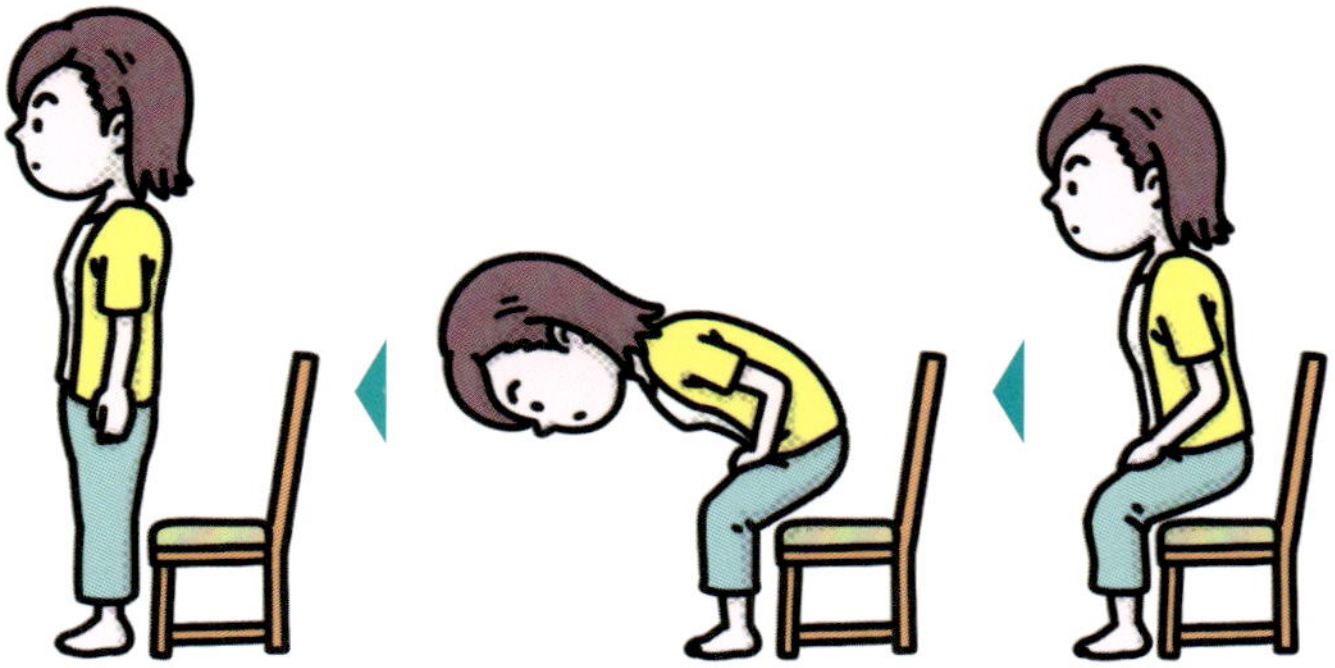

手のひらを上に向けて股関節の部分に置き、前傾する。

頭を下げてお尻を持ち上げる。

背中を丸めたまま立ち上がり、上体を起こす。

なりますが、ゆっくりした動作を心がけましょう。

また、椅子の高さも調整してください。**座面の高さは身長の4分の1が目安**です。足の裏が床にしっかり着くようにしましょう。机で作業する際は、机の高さも重要です。座面と机の高さの差が身長の6分の1になるのが理想です。160センチの身長の場合、座面と机の高さの差は26～27センチ、よって机の高さは66～67センチになります。また、椅子の背もたれが固定されたものを選びましょう。背中が反らないようにするためです。

長時間座り続けると、血行が阻害されます。**時折立ち上がって筋肉の緊張をほぐすこと**も心がけましょう。立ち上がり方は上記を参考にしてください。

床への座り方

OK 膝を立てて前かがみに座ると、腰への負担が小さくてすむ。正座をする場合はお尻とふくらはぎの間にクッションを挟むとよい。

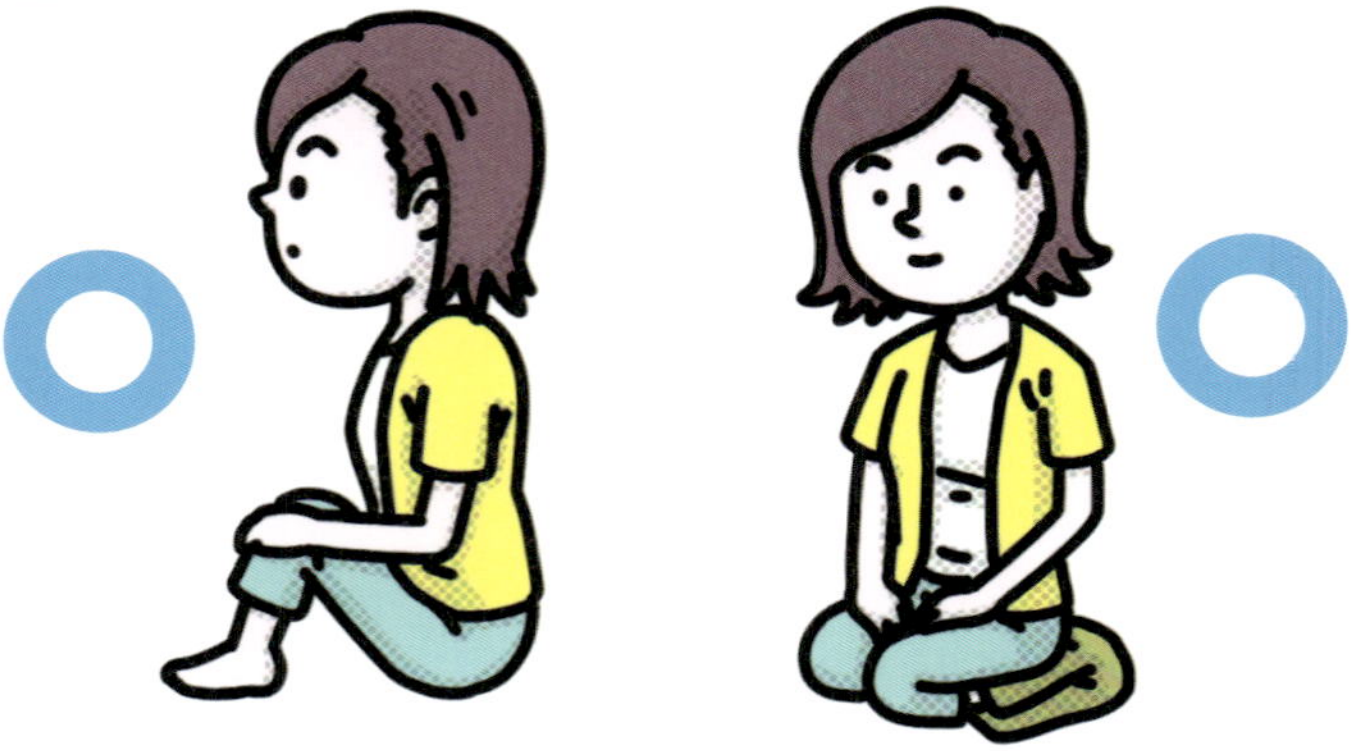

腰椎への負担の度合いは座り方によって変わる

床に座る場合、座り方によって腰への負担の度合いが変わります。基本は前傾姿勢です。上記の座り方を心がけてください。ただし、ひざを曲げた座り方は、椎間板ヘルニアを合併している場合は、痛みが生じるので避けてください。**あぐらや横座りは腰への負担が大きいため厳禁**です。これは痛みがない場合も同様です。

また、**ソファなど体が深く沈みこむ椅子は、正しい姿勢を保てません**。やむを得ず座る場合は、背もたれに体をつけず、前傾姿勢を取ってください。長時間座ることは避けましょう。

NG あぐらや横座りは、腰椎への負担が大きくなる。椎間板ヘルニアの場合も避けたい座り方。

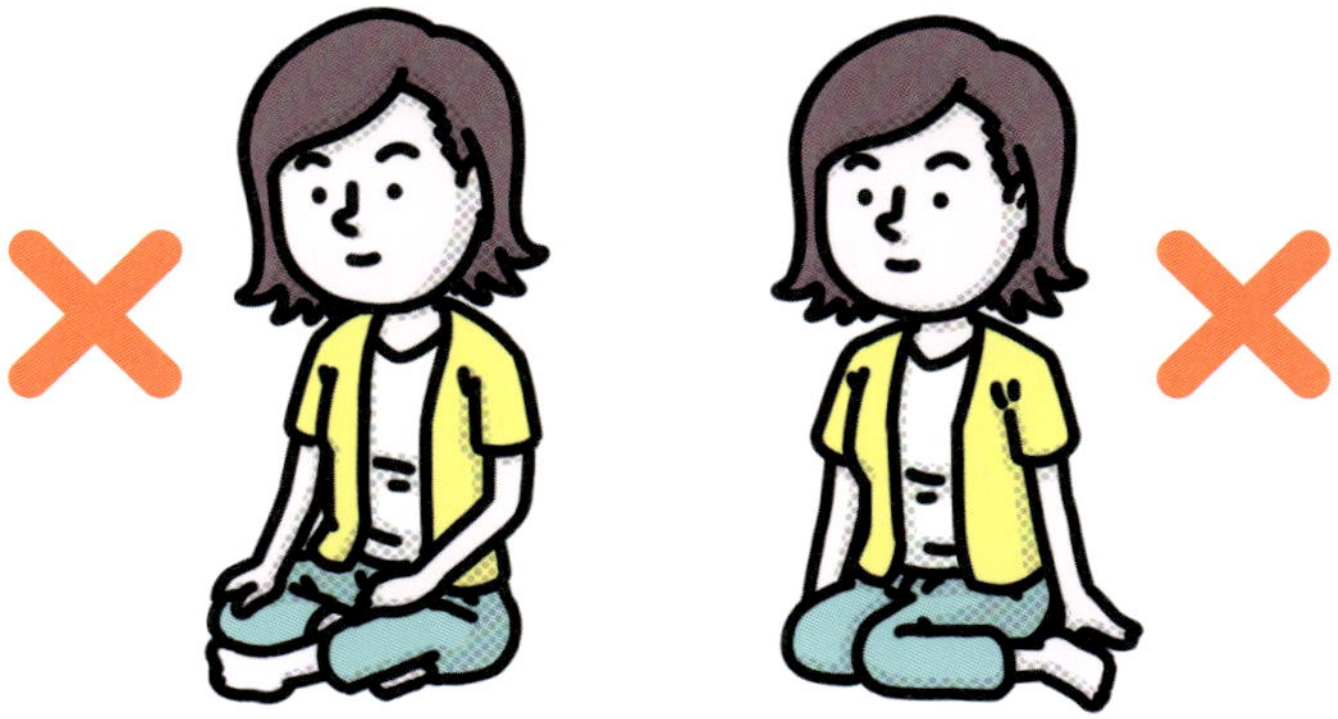

背骨のS字カーブがくずれる椅子は避ける

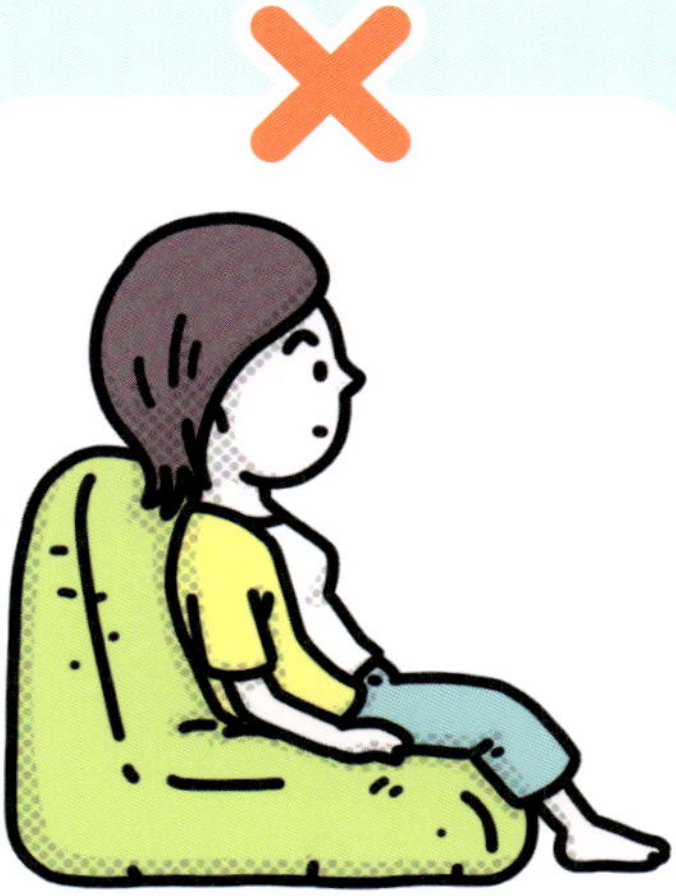

体が深く沈みこむようなクッション性の高いソファは、骨盤が後傾するなどして背骨の自然なS字カーブがくずれてしまう。脊柱管狭窄症を発症していない人も、自分に合ったソファを選ぶことが、予防につながる。

生活の改善 ⑤

背中と腰に負担をかけない正しい寝方と寝具

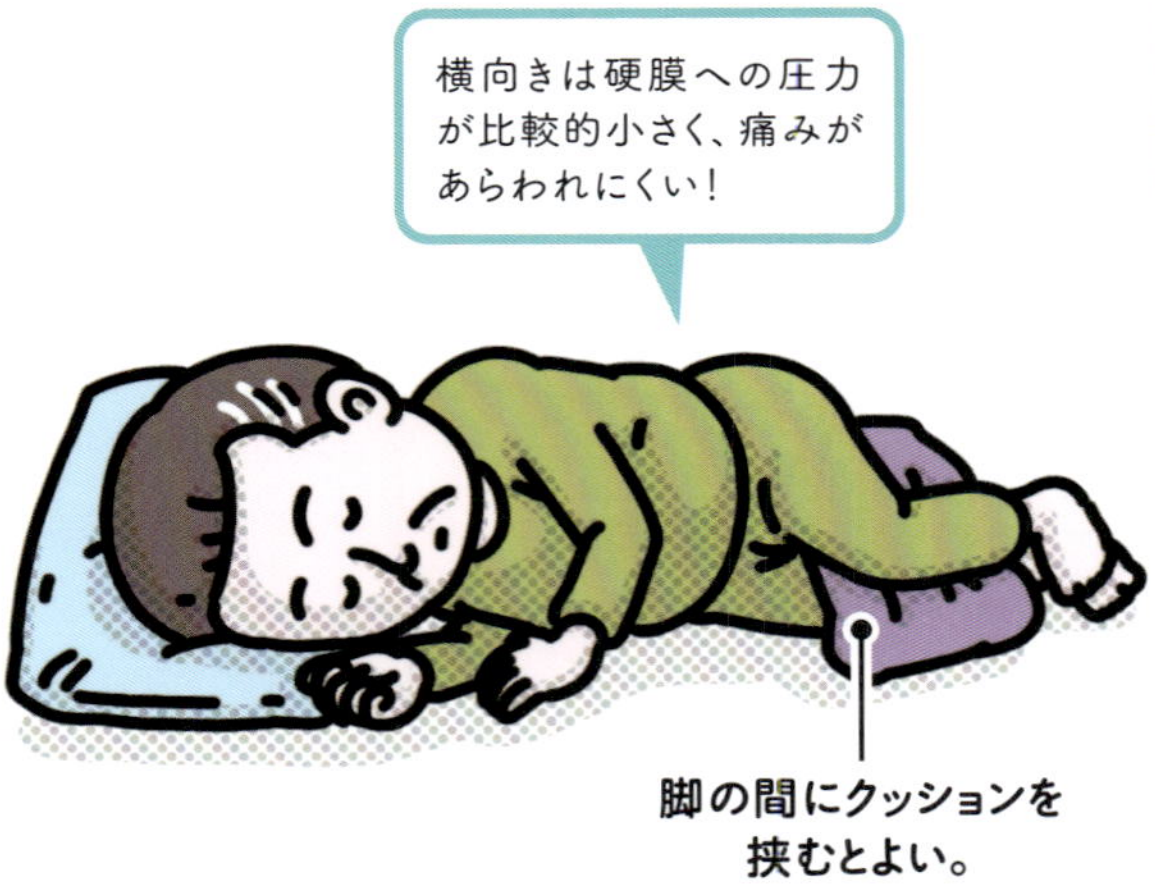
横向きは硬膜への圧力が比較的小さく、痛みがあらわれにくい！
脚の間にクッションを挟むとよい。

姿勢を保ち、寝返りをうてる寝具を選ぶことも重要

寝ているときは、脊髄や馬尾《ばび》を覆っている硬膜《こうまく》への圧力が比較的小さいです。しかし、寝方によっては圧力が増します。脊柱管狭窄症の場合、仰向けに寝ると脊椎のカーブが強くなり、痛みがあらわれやすくなります。**横向きになって、脚の間に薄めのクッションを挟むと安定**します。個人差がありますので、「痛くない」と感じる寝方にしてください。

マットレス選びも重要です。かたすぎると、

自分に合った寝具を選ぶ

自分にとっての
“ちょうどよい”を見つける!

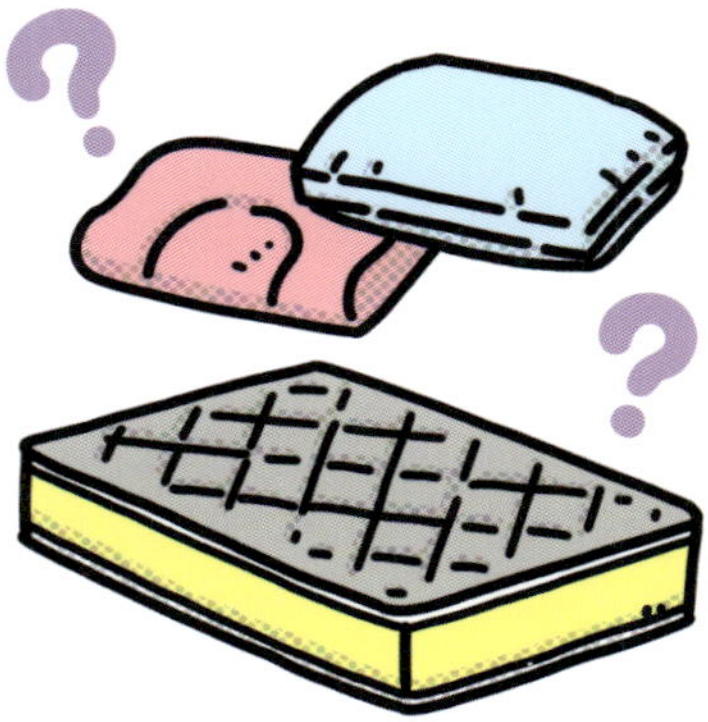

枕は高さとかたさ

頭と首がフィットし、仰向けになったときの目線が、真上より少し足側にいく高さが基準。大きなサイズにすると、横向きになるなど寝返りがしやすい。

マットレスはかたさ

やわらかすぎるものは、体が沈んでしまい、姿勢が保たれないのでNG。ある程度かたいほうがよいが、かたすぎても背中と腰が浮いてしまい、背面全体に負担がかかってしまう。

背中と腰が浮いてお尻と肩だけで体を支える状態になるため、筋肉が緊張して腰に負担がかかります。やわらかすぎると、お尻が沈んで腰がくの字に曲がり、腰に負担がかかって腰痛につながります。**自分にとってちょうどよいかたさ**を探してください。また、高反発マットレスは、腰をしっかり支え、寝返りや起き上がりの力も最小限ですみます。

枕の高さは、肩こりに直結し、実は腰痛とも関係があります。高すぎても、低すぎてもよくありません。頭から首にフィットするもので、仰向けになったときの目線が、少し足側にいく高さが基準です。かたさはマットレスと同様で、長期間使用してもそのかたさが変わらないものにするとよいでしょう。

生活の改善 ⑥

痛みを緩和させ、癒やす温熱療法にもなる入浴法

血行を促進する温熱療法 湯船での姿勢も大切

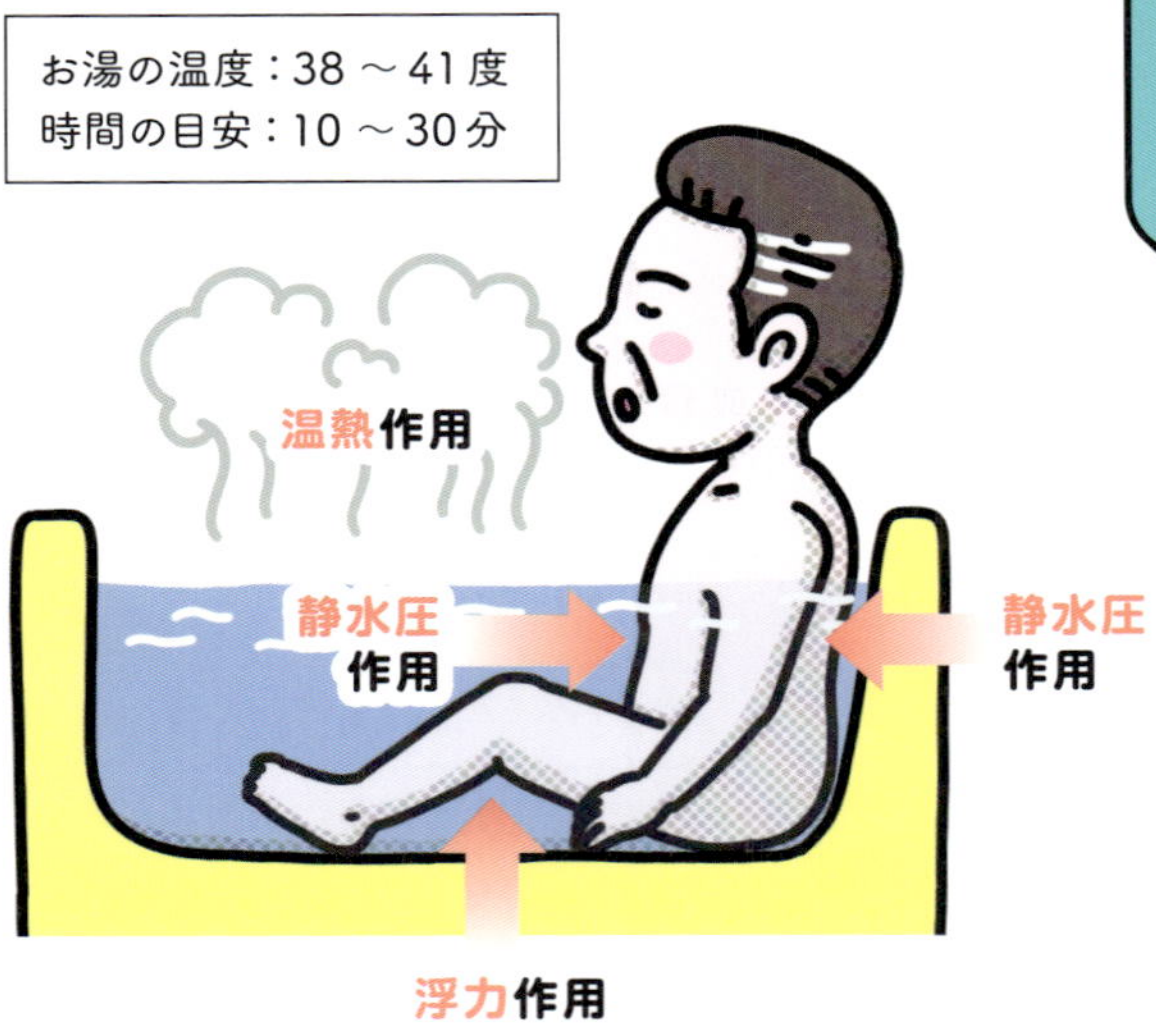

お湯の温度：38 ～41 度
時間の目安：10 ～30 分
温熱作用
静水圧作用
静水圧作用
浮力作用

湯船につかるだけで温熱療法（P78）の効果を得られます。ただし、**お湯の温度は38〜41度**にし、熱くなりすぎないように注意してください。熱すぎると交感神経が働き、血管を収縮させてしまうからです。みぞおちくらいまで浸かる**半身浴で、10〜30分間を目安**にしてください。血行が促進されると、筋肉の緊張が緩和され、坐骨神経痛がやわらぎます。また、**水の中は静水圧作用によって体に適度な**

入浴後の体のケア

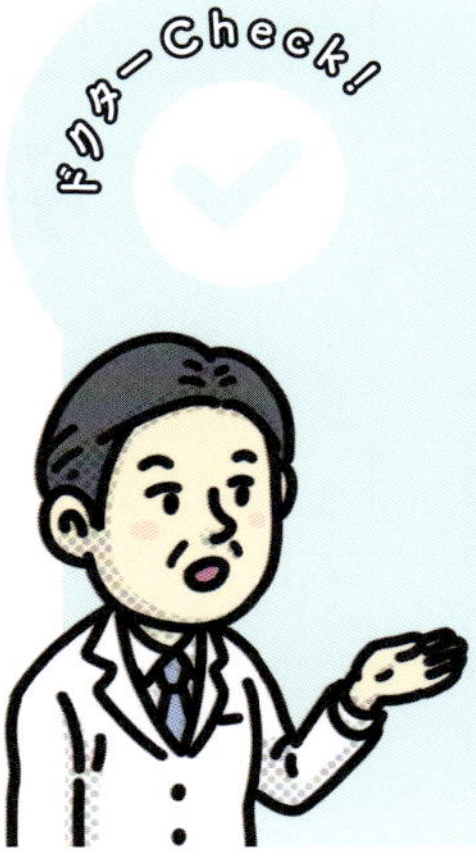

温まった体を冷やさないように！

入浴して血行が促進されると、筋肉や関節が動かしやすい状態になっています。ただし、寝る前の激しい運動は避けてください。交感神経が刺激されて入眠しにくくなるのと、汗をかいて体が冷えるのを防ぐためです。筋肉や関節を軽く伸ばすようなストレッチにとどめてください。

→ P128〜132で紹介しているストレッチがおすすめ！

圧力がかかっており、その刺激によって血行が促されます。入浴は温熱作用と静水圧作用の2つの効果を得られるのです。

入浴中の姿勢にも気をつけましょう。浮力作用によって筋肉への負担は軽減されていますが、**ひざを立てて、仙骨（骨盤の中央にある骨）を浴槽の壁につけて座ると、腰への負担が小さくなります**。疲れも癒やされ、入浴はまさに坐骨神経痛のケアタイムといえます。

さらに、入浴によって深部体温が高まり、自律神経の副交感神経が優位になることで、睡眠も促されます。睡眠の質が高まれば、体調や生活リズムが整います。好循環が生まれることで、運動療法も積極的に行えるようになるでしょう。

生活の改善 ⑦

運動療法としてウォーキングを取り入れる

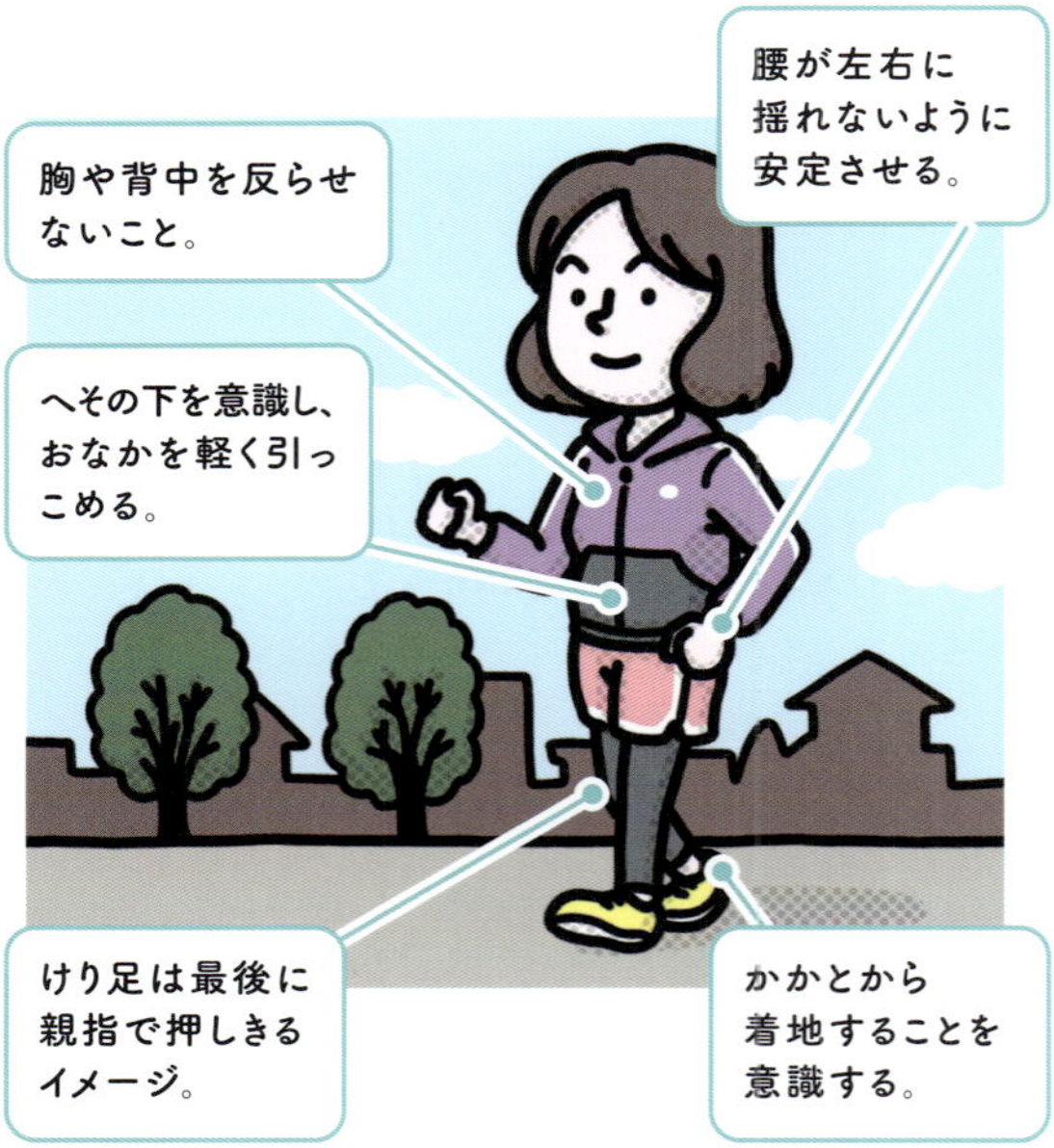
腰が左右に揺れないように安定させる。
胸や背中を反らせないこと。
へその下を意識し、おなかを軽く引っこめる。
けり足は最後に親指で押しきるイメージ。
かかとから着地することを意識する。

筋力アップと血行促進 健康効果は絶大

歩くことの健康効果はご存じのとおりですが、重要なので改めて解説します。まず、**筋力が適度につき、関節がスムーズに動くようになります。心肺機能が働くことで血液の循環が高まります。五感が刺激されて脳活性につながります。自律神経のバランスが整い、ストレスを解消できます。**坐骨神経痛の症状が軽度ならば、ぜひウオーキングを始めましょう。水中ウオーキングは腰への負担が小さい

ウオーキングによる運動療法の効果

効果1 筋肉や靭帯《じんたい》の緊張が緩和し、血行が促進される

筋肉や靭帯は動かすことで緊張と緩和が繰り返され、血液を押し上げる作用が働き、マッサージを施したときと同様の効果が得られる。

効果2 股関節の可動域が広がり、下肢が動かしやすくなる

筋肉や靭帯が緩和されることで、股関節の可動域が広がる。下肢がスムーズに動くことで活動量が増え、運動効果を得られる。

効果3 筋肉量や筋力が適度につく

筋肉は運動などで損傷し、体を休めることで修復して生成されるメカニズム。筋肉量が増え、筋力が高まることで腰椎を支える力が高まる。

ほかにも心肺機能の向上や精神面への寄与が期待できる！

ため、おすすめです。

ウオーキングを始める前は、軽くストレッチをしてください。肩甲骨ゆるめ（P135）、ひざ斜め引き寄せ（P134）の体操を行うとよいでしょう。歩き方は上記を参考にしてください。脊柱管狭窄症を発症して痛みがある場合は、少し前かがみの姿勢を取ります。足が高く上がりにくく、つまずきやすいので注意してください。

杖や補助カートを利用してウオーキングすることもできます。医師や理学療法士に相談するのもよいでしょう。

また、靴選びにも気をつけてください。足がぐらつくと腰に負担がかかります。インソールを替える方法もあります。次ページで詳しく説明しましょう。

自分の体に合った靴を選ぶ

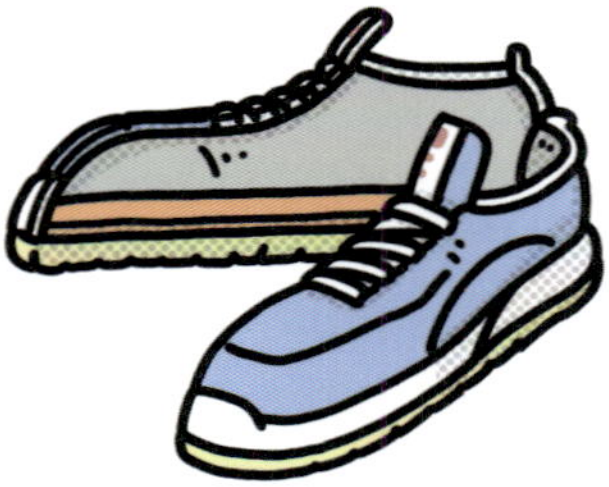

インナー

靴底で調整することもできる。足のアーチ、前後左右のバランス調整、衝撃吸収などを考慮した自分専用のインソールをつくる。

素材

足が動かない固定力と、動きに対応する柔軟性のある素材がよい。ランニングシューズやウオーキングシューズを使いたい。

形状

足長、足幅に合ったサイズにする。ヒールの低いフラットな靴がおすすめだが、ヒールが少し高いものが合うケースもある。

腰への負担、痛みを軽減 インソールで調整できる

動きやすく、衝撃を吸収する靴が運動に適しているのを前提とします。さらに**足が前後左右に動かずに、安定したものにするには、インソール（中敷き）で調整することをおすすめし**ます。まず、足のアーチに沿ったものにします。市販の靴は自分の足に合わせてアジャストしているわけではないので、前後左右に足が動かないようにすることも重要です。インソールで衝撃の吸収力を高めることもできます。

整形外科によっては、靴選びやインソール制作の提案や助言をしているところもあります。医師や理学療法士に相談し、最適な靴を用意しましょう。

杖と補助カートの選び方

杖

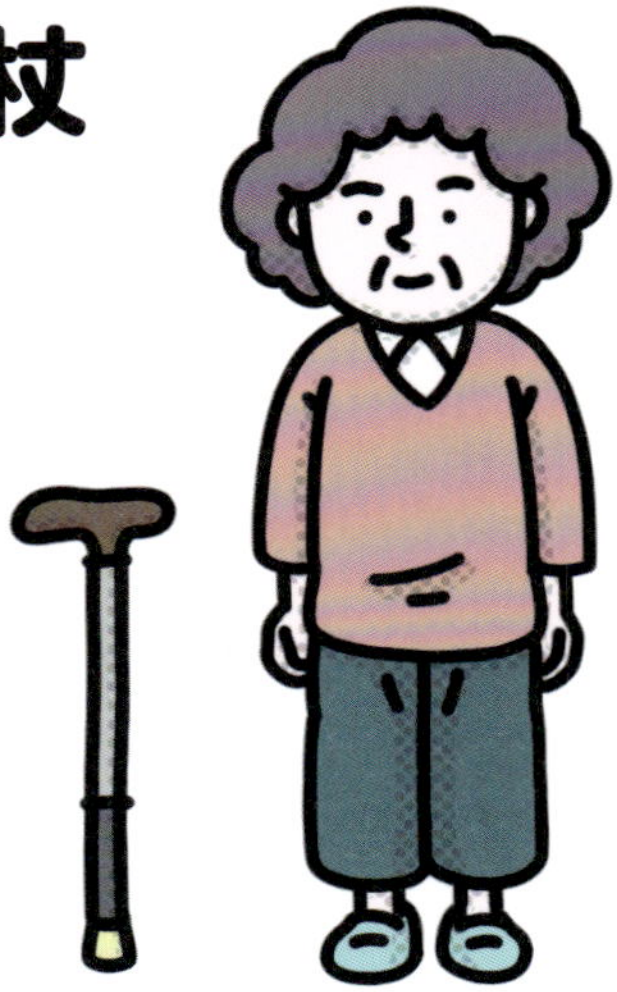

長さ

身長の半分より2～3センチ長いものが合う。200～300グラムのものが持ちやすい。

握り部分

握りやすさ、力の入れやすさを重視する。支柱にしっかり体重が乗っているかも確認。

その他の種類

ウオーキング用ポールを両手で持って歩行するのもおすすめ。腕の筋力を使うことで腰への負担を軽減できる。

補助カート（歩行車）

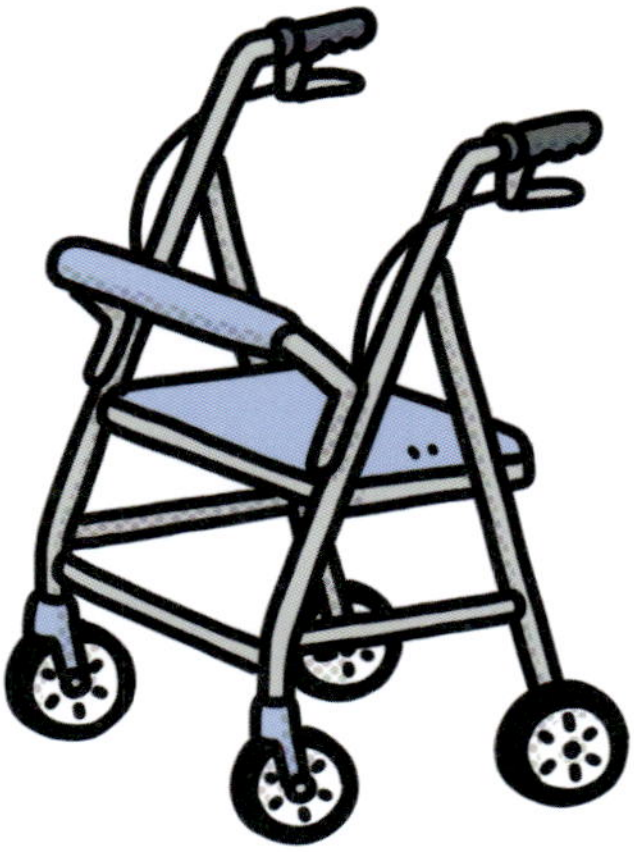

医療機器

シルバーカーと違い、足腰の負担軽減を医学的観点で設計されたものを使用したい。

操作性

安定性が高いことはもちろん、コンパクトかつ軽量で操作性に優れているものがよい。

座面つきタイプ

間欠《かんけつ》（性）跛行《はこう》がみられる場合や、休憩を挟みたい場合、座面のあるタイプがよい。

生活の改善
⑧

体の状態に合わせて筋肉量と筋力を高める

筋肉は何歳からでも成長する いわば健康のバロメーター

かつて人間は食料を確保するために、体を使って活動していました。時が流れ便利な世の中になったことで、筋肉を使わずとも生活できるように。しかし、その負の産物としてメタボリックシンドロームやサルコペニア（筋肉量の減少）など、体調不良が発生しています。こうした背景もあり、厚生労働省は健康目的で「週に2～3回の筋トレ」を推奨しています。脊柱管狭窄症の主な原因は、加齢で

太もも―お尻―背中―おなか
広範囲に効く、「お尻浮かし」の体操
（P150）

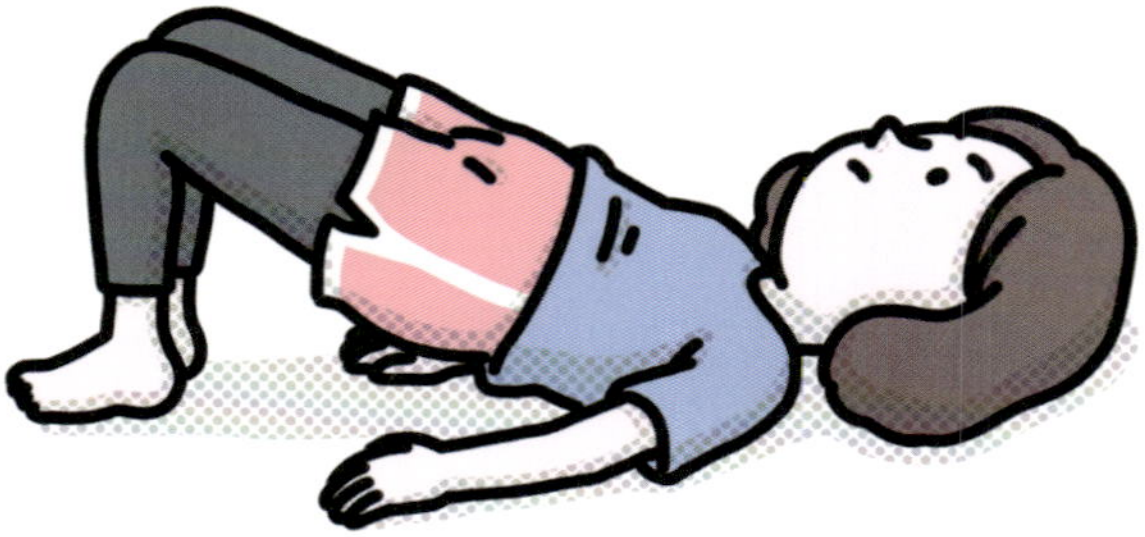

筋トレを安全に継続するためのポイント

ポイント

1 医師や理学療法士の指示に従う

筋力を高めるのもリハビリのひとつ。体の状態に合った筋トレの内容、強度を相談すること。痛みがある場合、薬物療法と連携もできる。

ポイント

2 痛みが出た場合、痛みが出る動作はやめる

痛みを無視して行うと、神経の圧迫、筋肉や靭帯《じんたい》の炎症を招いて症状を悪化させてしまう。筋トレの強度を下げることも検討する。

ポイント

3 一日おきに行うくらいでよい

筋トレは筋肉を損傷させる行為。損傷した筋肉は時間をかけて修復・回復し、新しい筋肉となる（筋肉量と筋力アップ）。毎日行う場合は、鍛える部位を変えよう。

やりすぎを避ければ、継続しやすくなる！

す。人体のさまざまな機能は老化していきますが、**筋肉においては、衰えることも成長することもあります。筋細胞は何歳になっても修復し、回復するのです。**

筋肉があれば、腰椎を支えることができ、負担を減少させられます。また、筋肉は全身でつながっているので、**全身をくまなく鍛えることで、腰への負担をより軽減させる**ことができるのです。心配なのは、「痛みがある状態で筋肉を鍛えることができるのか」というところだと思います。症状が強く出ているときは安静が優先です。しかし、症状が軽減されているなら、〝動かして改善する〟という意識を持ってください。その際、体への負担がかからない体操を選ぶこと。そして大切なのが、継続することです。

セルフ体操
はじめに

安全に、効率的に、継続して体操を行うための心がまえ

体操の5つのポイント

1. 坐骨神経痛がある場合も行える
2. 体に合った体操を選んでよい
3. 毎日行える内容や強度にする
4. ストレッチと筋トレを使い分ける
5. 体の状態と相談しながら行う

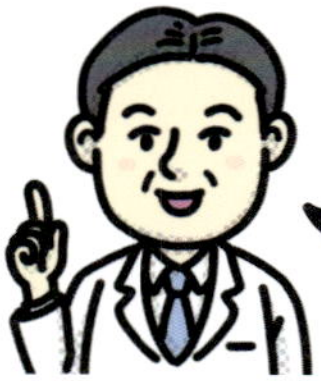

体操をすることがストレスになっては意味がありません。ストレスなく行えるのが、継続できる秘《ひ》訣《けつ》です！

「気持ちいい」と感じることが今の自分に合った体操

激しい運動は、筋肉や関節に負担がかかるだけでなく、心拍数が上がりすぎて心臓への負担も大きくなります。ここで紹介する体操は、坐骨神経痛を発症している人でも行えるものです。**ポイントは「気持ちいい」と感じる程度の内容**であること。肉体を鍛えるのが目的ではなく、体を支える肉体をつくりあげることです。

活動前の体はこわばっています。その筋肉

自分の体に合った体操を選ぶ

腹式呼吸
安静時でも痛みが強い場合は、無理に体を動かさないこと。腹式呼吸で筋肉の緊張を緩和させ、腹圧を高めるとよい。

軽度の体操
目覚めたとき、外出する前などに、筋肉や靭帯の緊張を緩和し、関節の可動域を広げるストレッチをする。

中度の体操
体の動きを高めるストレッチや、軽い筋トレを行って、体を支える力を身につけていく。痛みが出る場合は控える。

強度の体操
上記より強度を高めたストレッチや筋トレを実践。痛みがない場合でも疲労が蓄積しない程度にとどめること。

➡ 体操の強度だけでなく、時間や回数も調整しよう!

や靭帯《じんたい》、関節をほぐすのも体操です。坐骨神経痛がある人も、この体操によって体の負担を軽減させることができます。症状が中度、軽度の場合は、体操の強度を少し高めます。体操はストレッチと筋トレの2種類。ストレッチは筋肉の緊張を緩和させるだけでなく、関節の可動域を広げる効果もあります。その状態になれば、筋トレで筋肉に少し負荷をかけていきます。この場合も苦しみや痛みを伴うものではありません。痛みを感じる場合は中止してください。大切なのは毎日継続すること。**運動療法の効果はすぐにはあらわれません。しかし、継続することで確実に体を支えられる肉体に近づいています。**

　これから紹介する体操で、自分に合ったものを選んで実践してみてください。

セルフ体操❶ ストレッチ

腹式呼吸

腹圧が高まることで筋肉のバランスが整い、痛みが緩和される。腹式呼吸が習慣になるようにしたい。

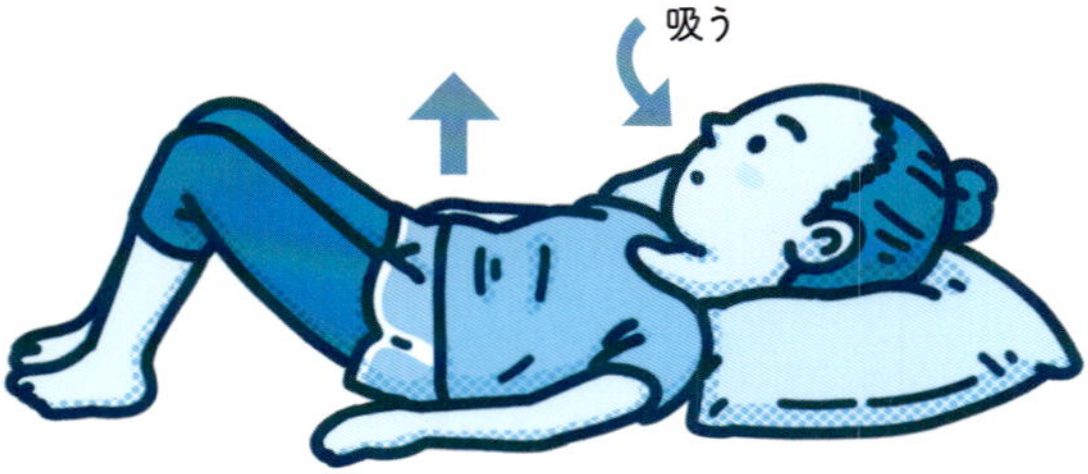

❶ 仰向けになって両ひざを立て、鼻から息を吸っておなかをふくらませる。

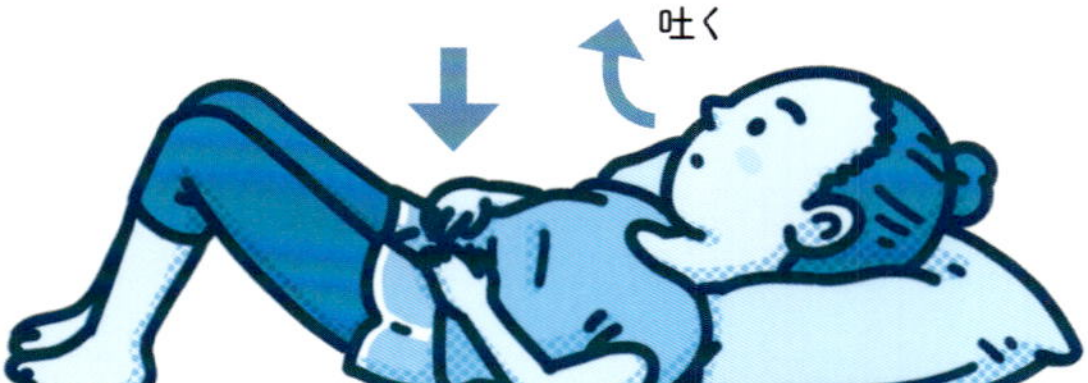

❷ ゆっくり長く息を吐く。5回繰り返す。

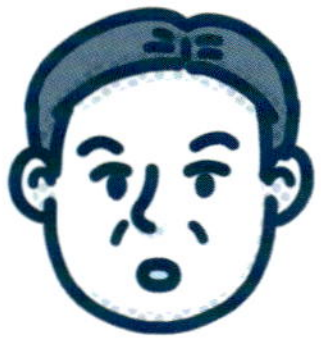

座ったり立ったりした状態で行ってもOKです。目覚めたときや寝る前のほか、一日の中で何度か意識的に行ってください。

セルフ体操❷ ストレッチ ひざ引き寄せ＋ひざ裏伸ばし（軽度）

腰や股関節周辺の筋肉もほぐれる。ひざを伸ばすときに息を吐くとよい。

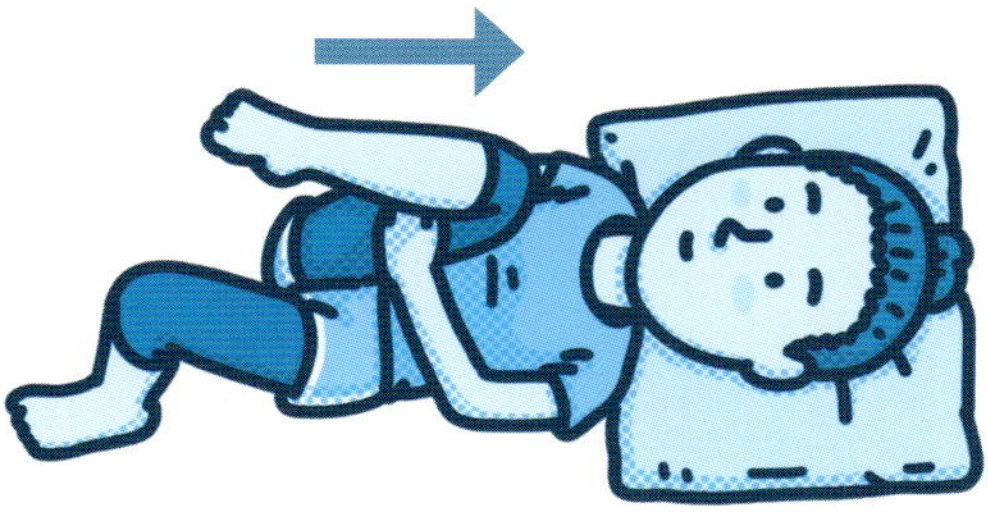

❶ 仰向けになって両ひざを立てる。片方の脚のひざ裏を両手で持ち、ひざを胸にゆっくり引き寄せる。20秒キープ。

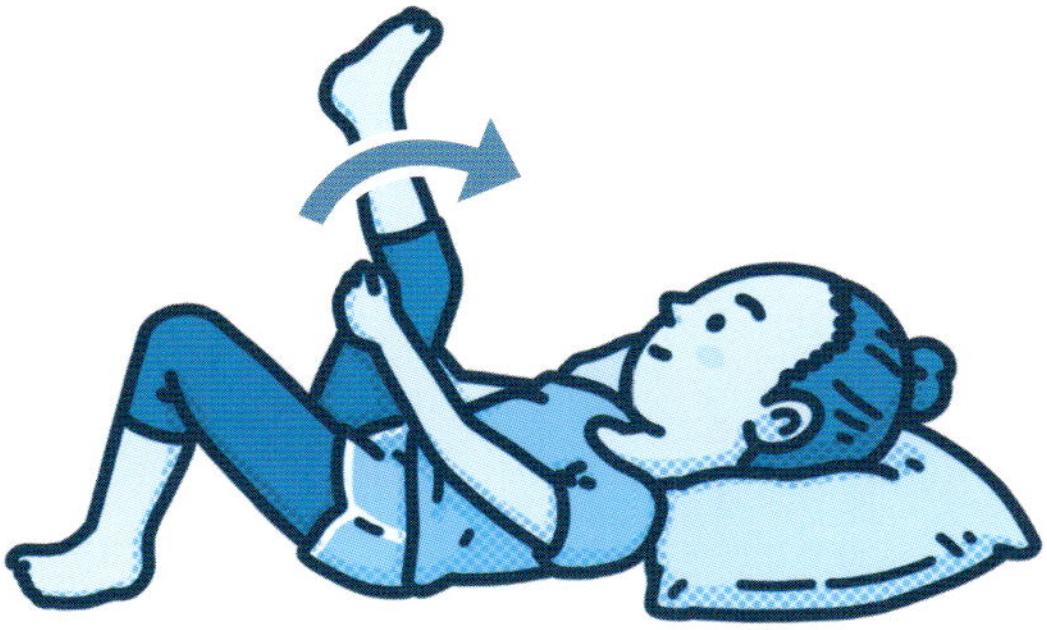

❷ 1の状態のままひざを伸ばす。20秒キープ。左右1～2回。

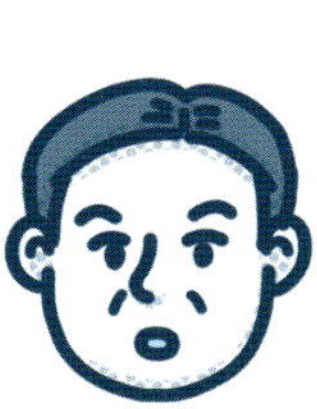

ひざを伸ばすときは、お尻と太ももの後ろ側に突っ張り感を覚えながら、「気持ちいい」と感じるところまで動かしてください。

セルフ体操❸
ストレッチ

股関節開き

股関節の可動域を広げながら、周辺の筋肉をほぐしていく。息を吐きながら脚を倒すのがコツ。

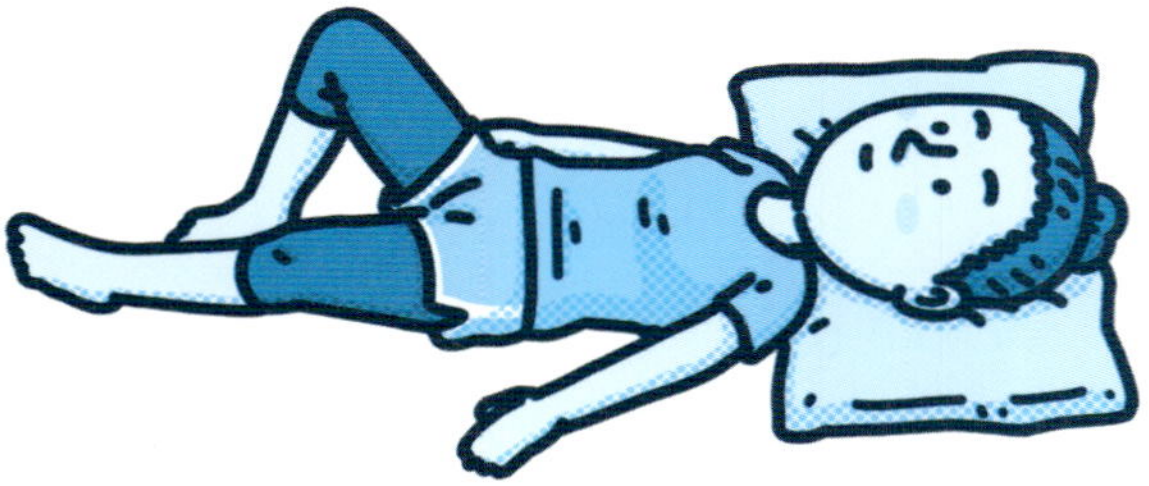

❶ 仰向けになって、片ひざを立てる。

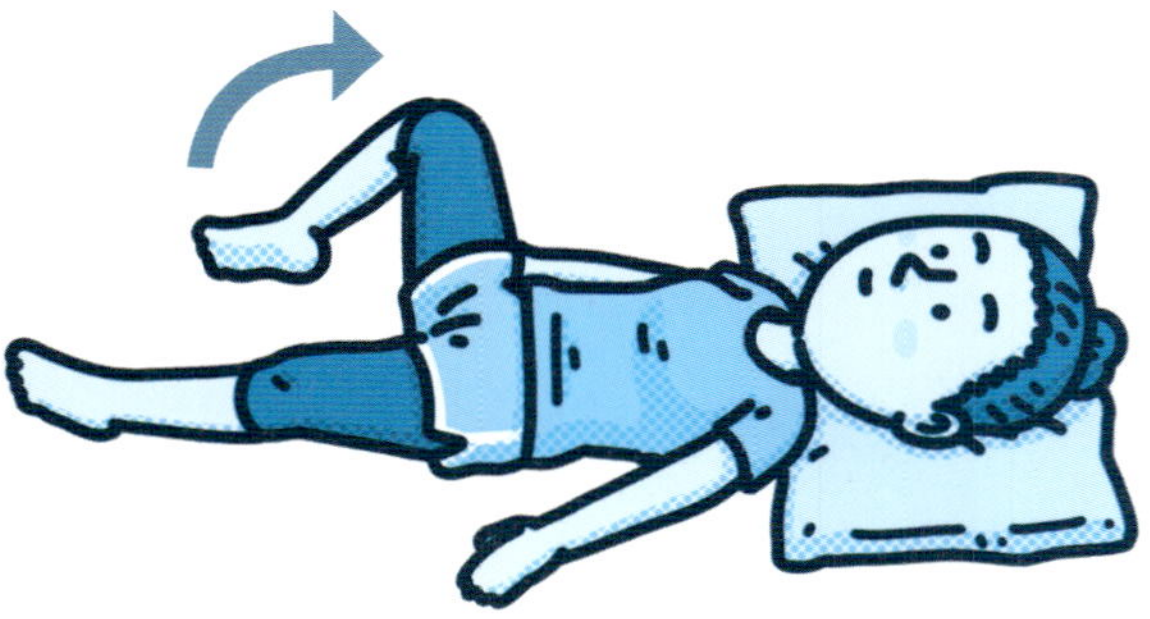

❷ ひざを外側にゆっくり倒していく。20秒キープ。左右1～2回。

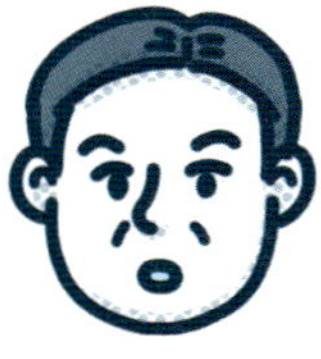

両ひざを立てて行ってもかまいません。反動をつけず、ゆっくりと気持ちいいと感じるところまで股関節を開いてください。

セルフ体操④
ストレッチ

うつぶせ股関節開き

股関節の可動域を広げながら、お尻の筋肉もほぐしていく。

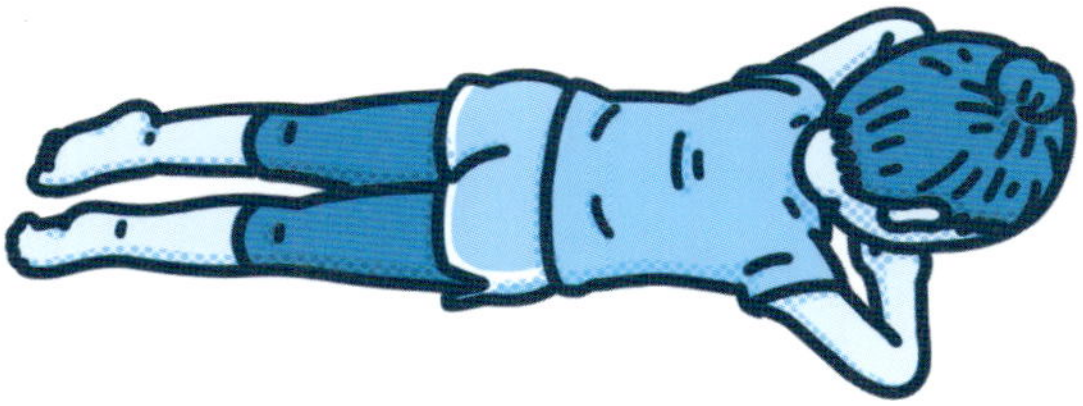

❶ うつぶせになって、あごの下で両手を組む。

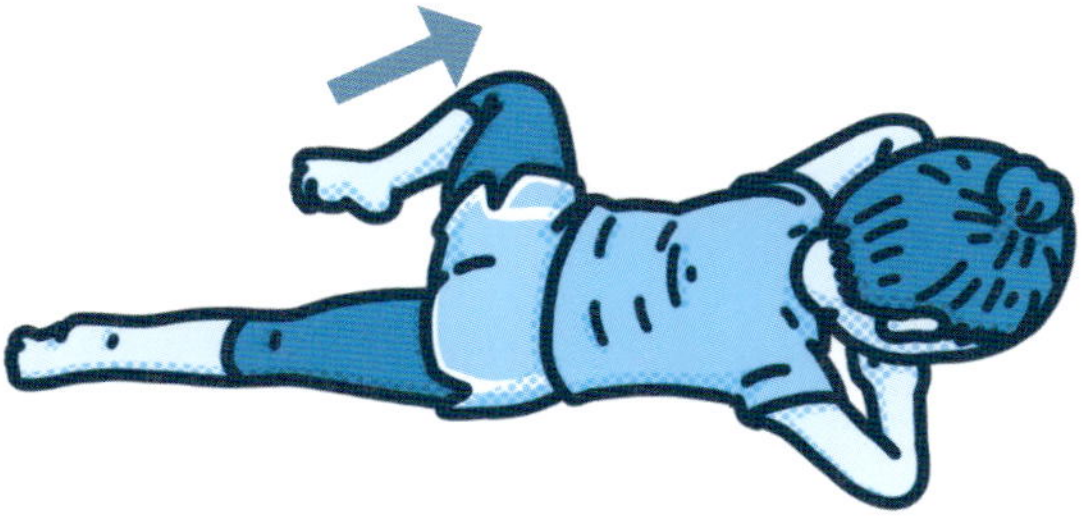

❷ 片方の脚のひざを腰側のほうにゆっくり引き上げる。20秒キープ。

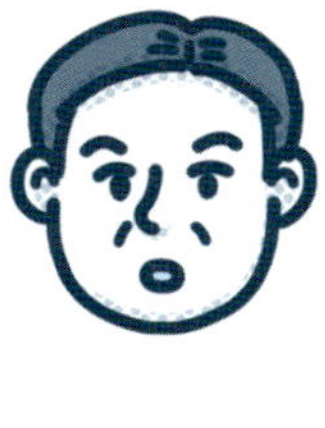

体はまっすぐのまま、ほかの筋肉に力が入らないよう、できる範囲内で行いましょう。

セルフ体操⑤ ストレッチ

ひざ倒し

お尻、腰からわき腹、股関節周りの筋肉をほぐす。脚に力を入れずに自然に倒すこと。

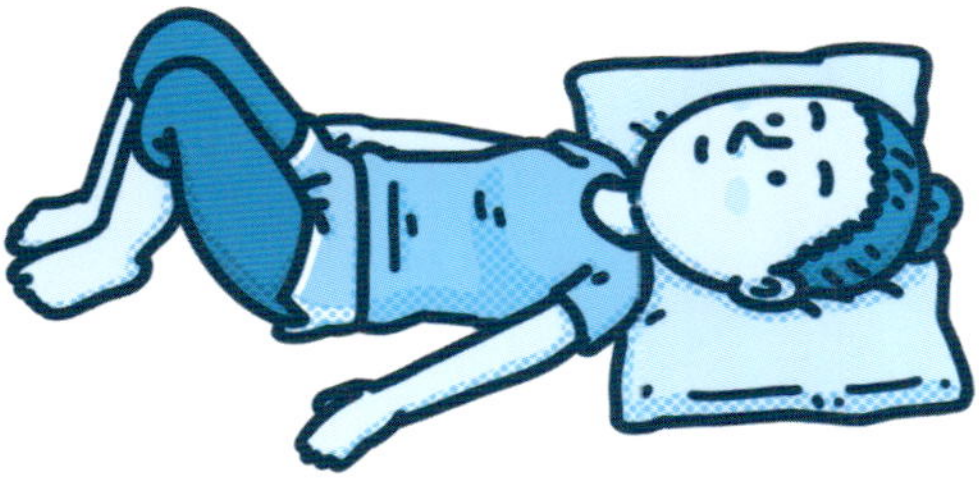

❶ 仰向けになって、両ひざを立てる。

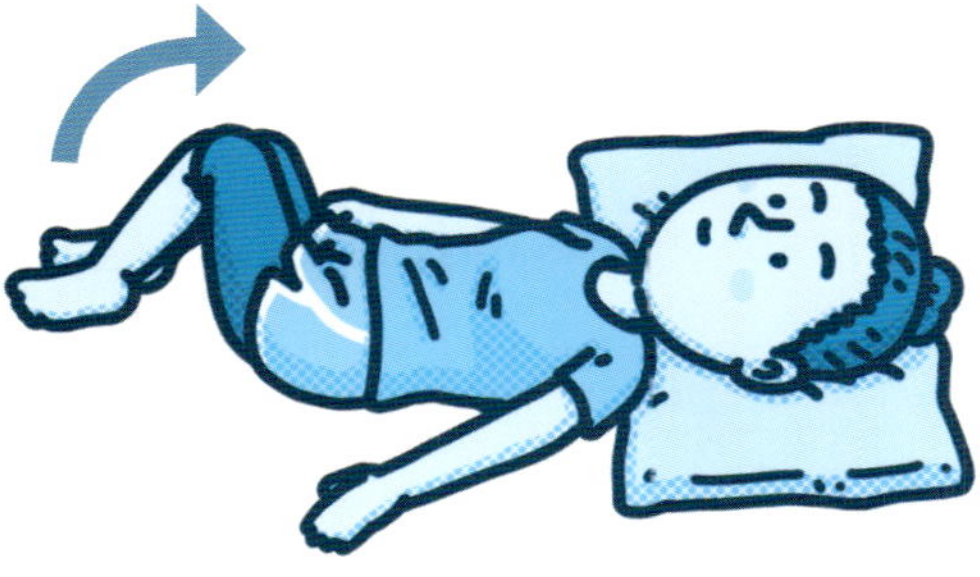

❷ 両ひざを片方の側にゆっくり倒す。20秒キープ。左右1～2回ずつ。

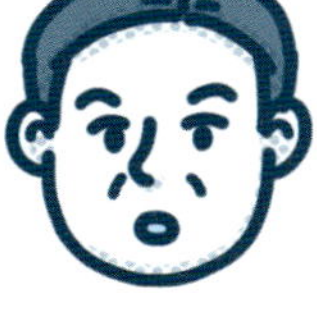

ひざを倒す側の床にクッションを置くと、負担がかかりにくいです。脱力するのが大切な体操です。

セルフ体操⑥ ストレッチ　両ひざゆらし

椅子から立ち上がる前など、そけい部（脚のつけ根の部分）をほぐしておこう。指はそけい部の気持ちいいと感じるところに当てよう。

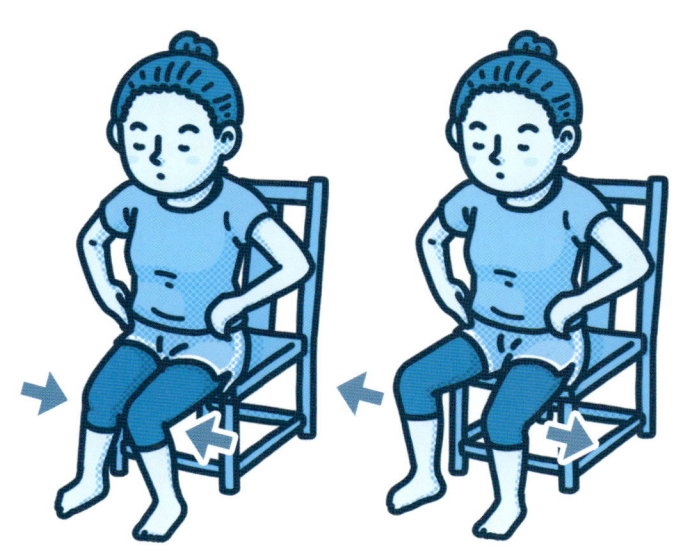

① 椅子に浅めに腰かけ、左右のそけい部に指をあてる。足の裏はしっかり床につけておくこと。

② 両ひざを左右に10～20回軽く動かす。

プラスα

足踏みをする

左右のひざを交互に上げ下げして足踏みをするのも有効。そけい部の筋肉や靱帯《じんたい》がほぐれる。へその下のおなかを少し引っこめて行うと、脚を上げやすくなる。

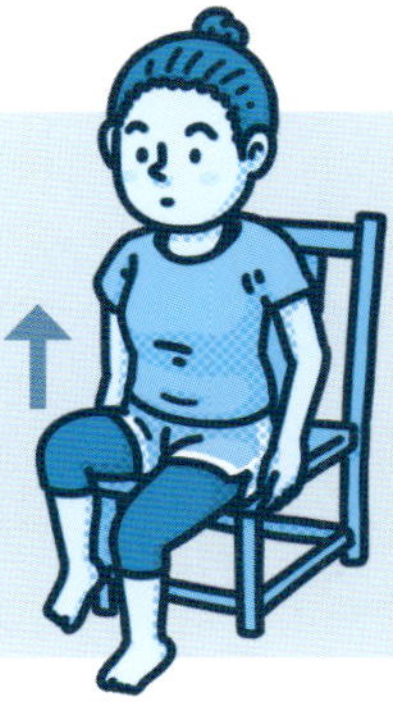

セルフ体操❼ ストレッチ

ひざ斜め引き寄せ（軽度）

股関節周りの筋肉や、太もも、お尻、腰の筋肉を伸縮させる体操。歩く前に行うとよい。

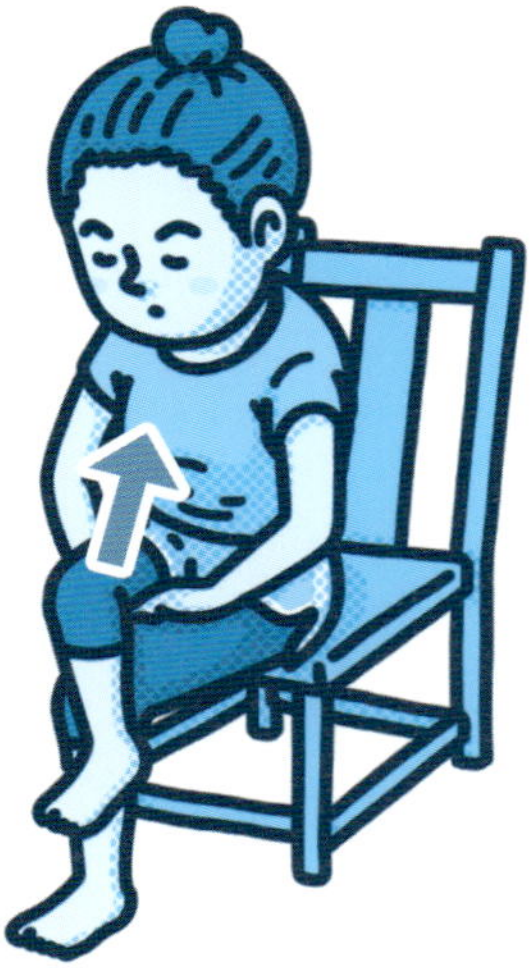

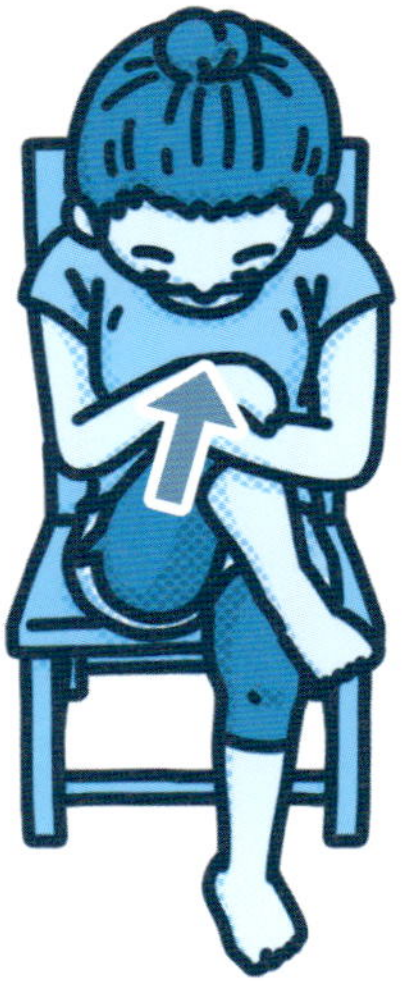

軽度バージョン

両手をひざの裏で抱えると、ややすくなる。気持ちいいと感じるところまででよい。

通常

椅子の背もたれに仙骨をくっつけて座り、脚を組む。両手でひざを抱えて、ひざとは反対側の胸に引き寄せる。20秒キープ。左右1～2回ずつ。

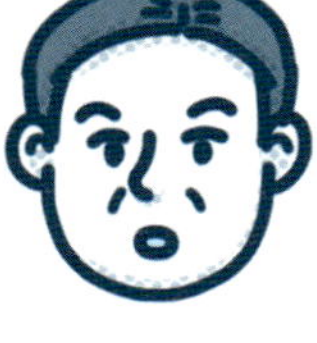

坐骨神経の通り道である、お尻の梨《り》状《じょう》筋《きん》の柔軟効果があります。

セルフ体操⑧ ストレッチ　肩甲骨ゆるめ

肩甲骨の周辺の筋肉は、下方は腰、上方は首とつながっている。肩甲骨を開くストレッチをすると、全身の筋肉がゆるむ。

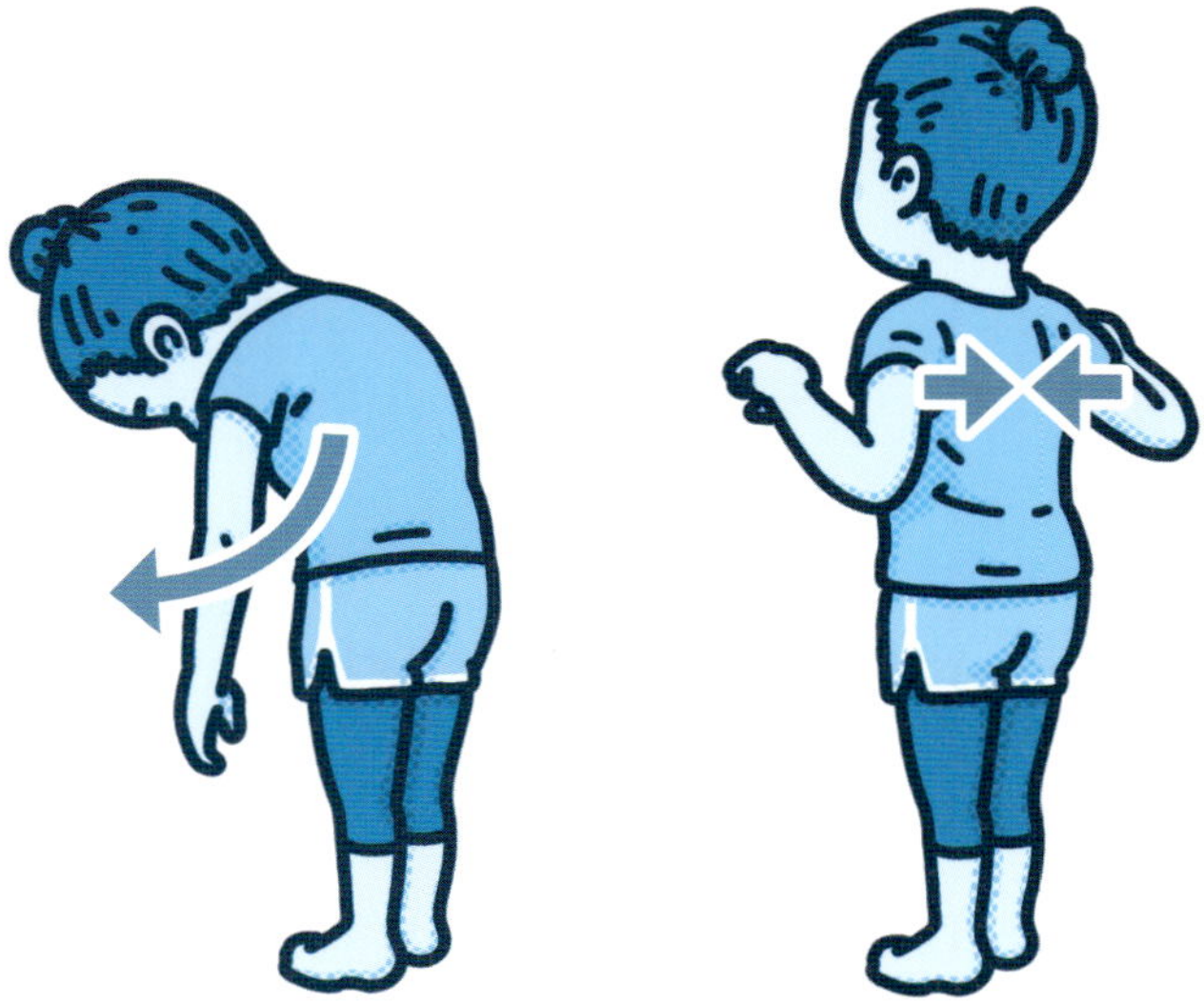

❶ まっすぐ立ち、両ひじを後ろに強めに引く。5秒キープ。

❷ 上半身の力を抜いて、腕は前方にだらりと下げる。椎骨をひとつずつ積み上げていくイメージで上体を起こす。1～2回。

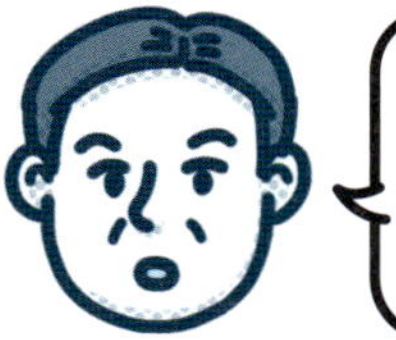

腰痛がある場合、肩甲骨周辺の筋肉が緊張しています。肩こり予防にもなります。

セルフ体操⑨
ストレッチ

腰斜め伸ばし（軽度）

腰や背中、お尻、脚の筋肉疲労を緩和する効果もある。息を吐きながら腰を伸ばし、リラックスしよう。

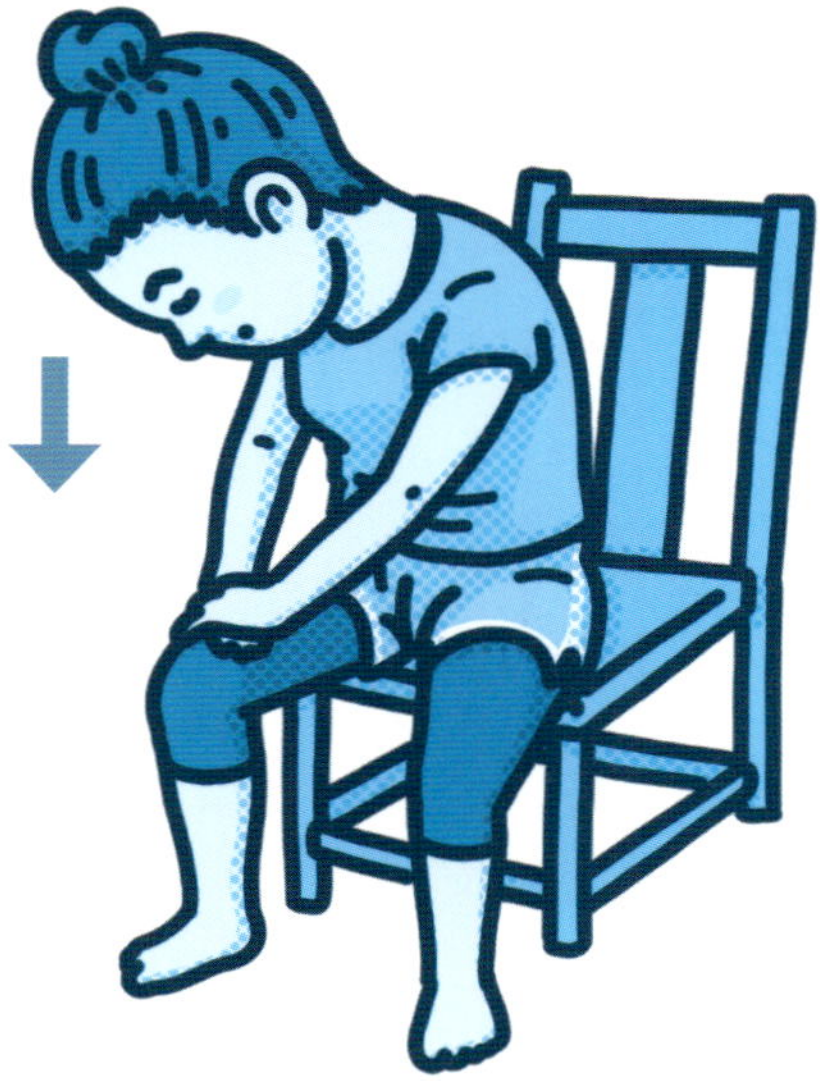

椅子に浅めに腰かけ、片方の脚の太ももに両手を置く。
額を手に近づけるようにして腰を伸ばす。

プラスα

足裏マッサージ

床にボールを置き、足を乗せて前後に動かす。最後にボールをつかむように足裏を動かす。末端の筋肉をほぐすことで、全身がゆるむ。ゴルフボールがおすすめ。

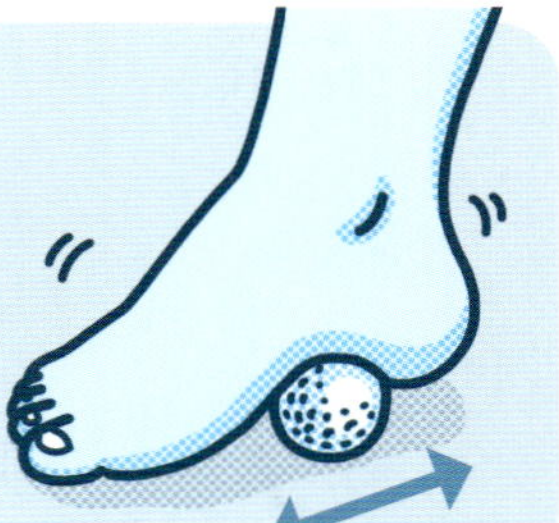

セルフ体操⑩
筋トレ

腰スライド

腰を支えている骨盤底筋群を鍛える、簡単な筋トレ。骨盤底筋群は体幹を整える重要なインナーマッスルである。

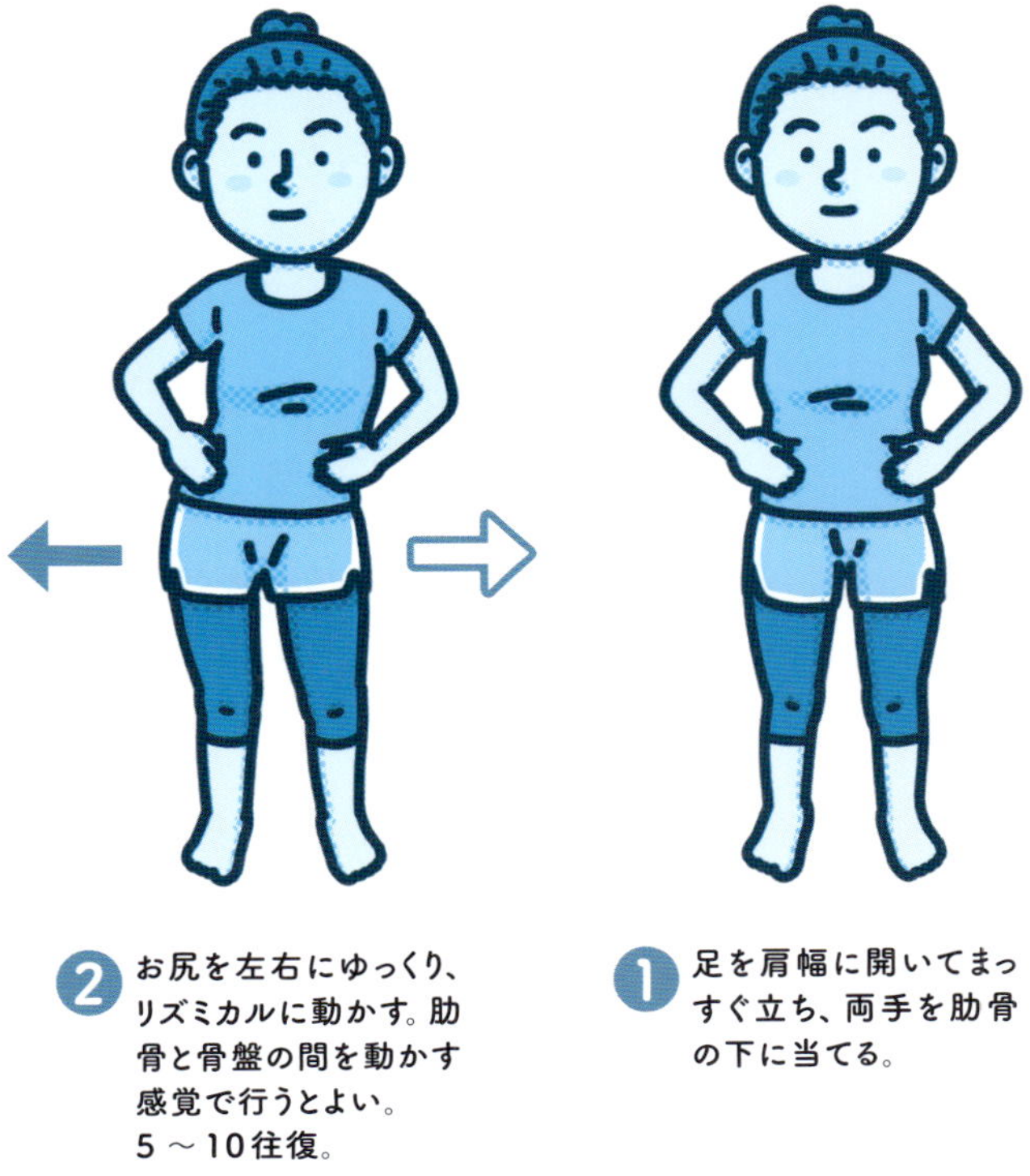

① 足を肩幅に開いてまっすぐ立ち、両手を肋骨の下に当てる。

② お尻を左右にゆっくり、リズミカルに動かす。肋骨と骨盤の間を動かす感覚で行うとよい。
5 ～10往復。

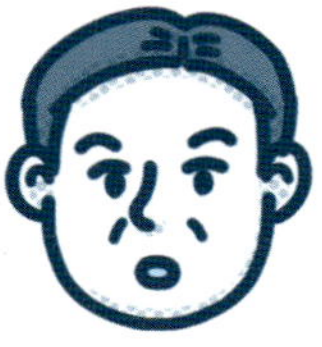

軽度の筋トレも継続して行うと、筋肉が着実につきます。ストレッチ効果も得られます。

セルフ体操⑪
筋トレ

左右足浮かし

おなかのインナーマッスルである腹斜筋と腹横筋を鍛える。腹式呼吸をすれば、インナーマッスルの横隔膜も刺激できる。

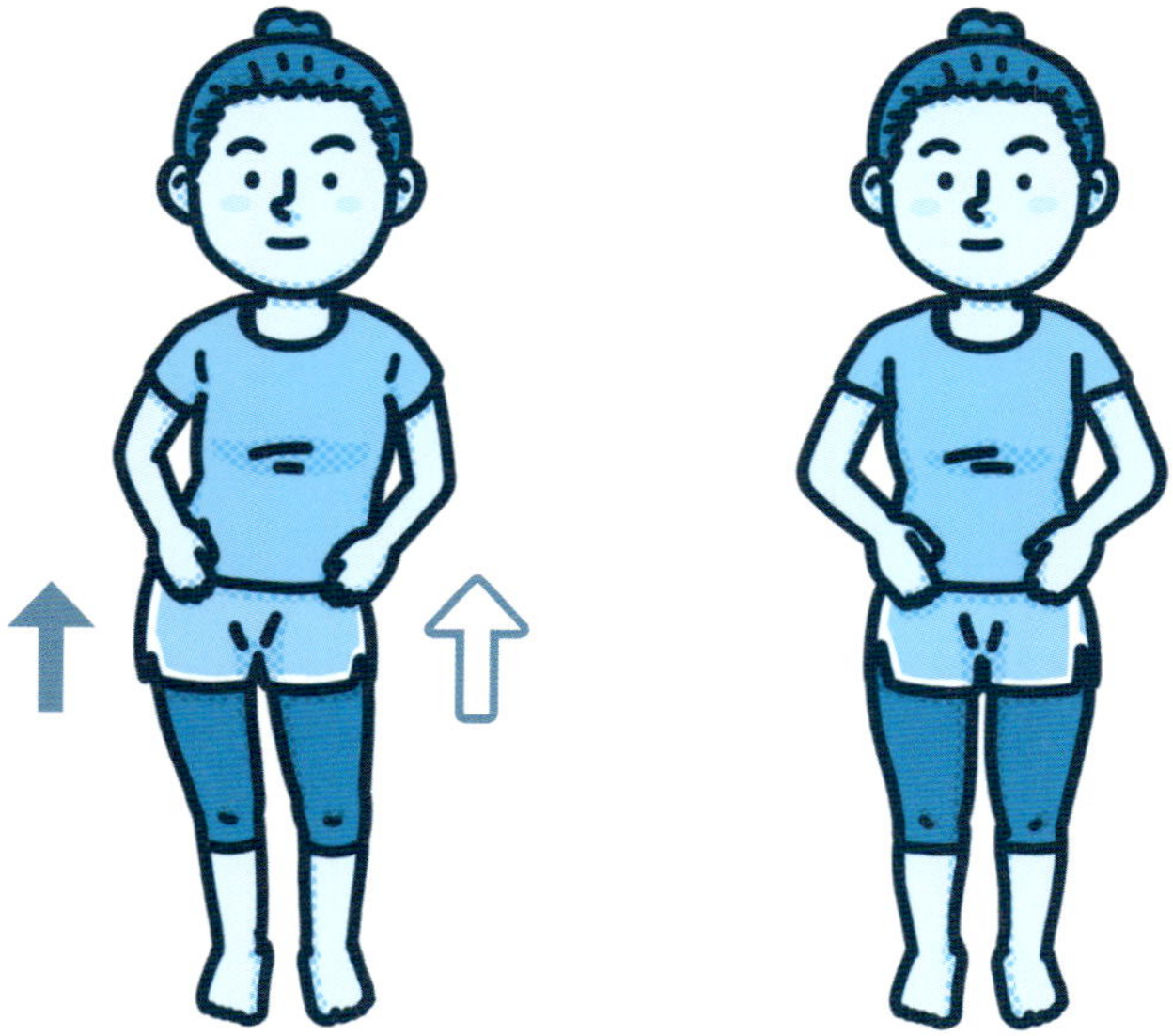

1 足をそろえてまっすぐ立ち、両手をそけい部に当てる。

2 左右交互に足を1センチくらい浮かせる。ひざを伸ばしたまま、ゆっくりリズミカルに行うこと。5～10往復。

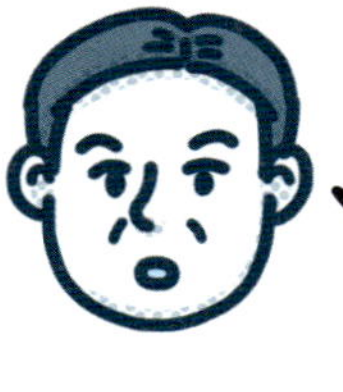
日常生活では、アウターマッスルである腹直筋に頼りがち。筋肉バランスがくずれると、脊椎に悪影響を及ぼします。

セルフ体操⑫
筋トレ

ヒップアップ

お尻の筋肉と太ももの後ろ側（ハムストリングス）を鍛える。ともに人体の中で上位の大きさの筋肉である。

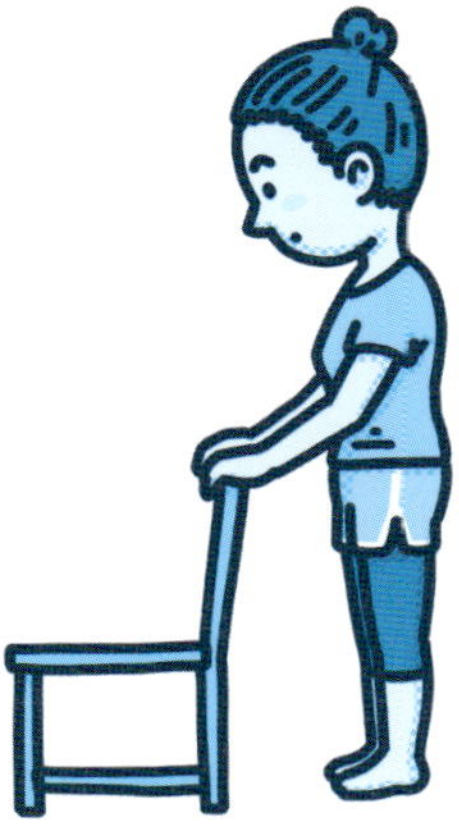

❶ 椅子の背もたれや、テーブルにつかまって、まっすぐ立つ。

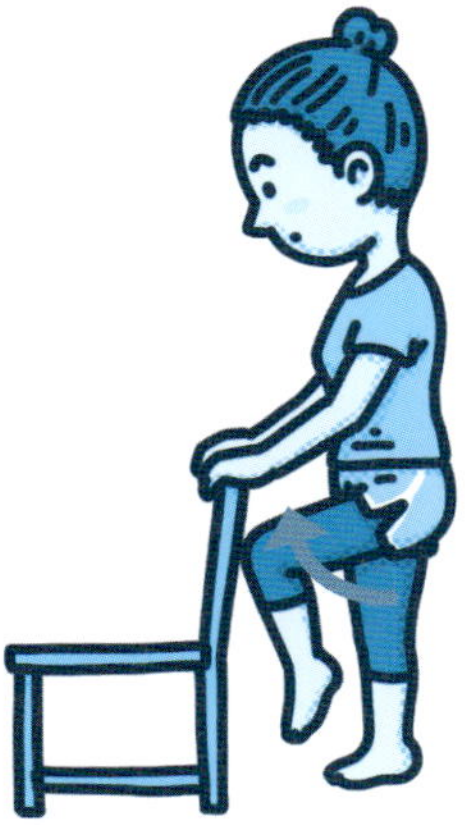

❷ 片側のひざを曲げて脚を上げる。

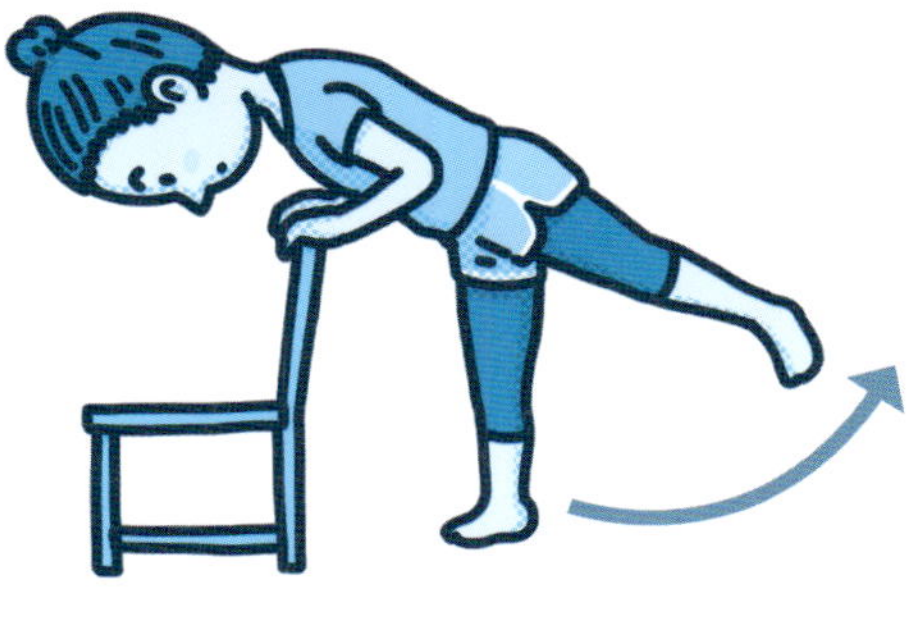

❸ 上げた脚を後方にゆっくり移動させ、上半身を前に傾ける。腰周りに力が入るように意識すること。左右5～10回ずつ。

セルフ体操⑬
ストレッチ

ひざ引き寄せ＋ひざ裏伸ばし（強度）

「ひざ引き寄せ＋ひざ裏伸ばし」（P129）よりも強度を高めたストレッチ。股関節周りの筋肉がしっかりゆるむ。

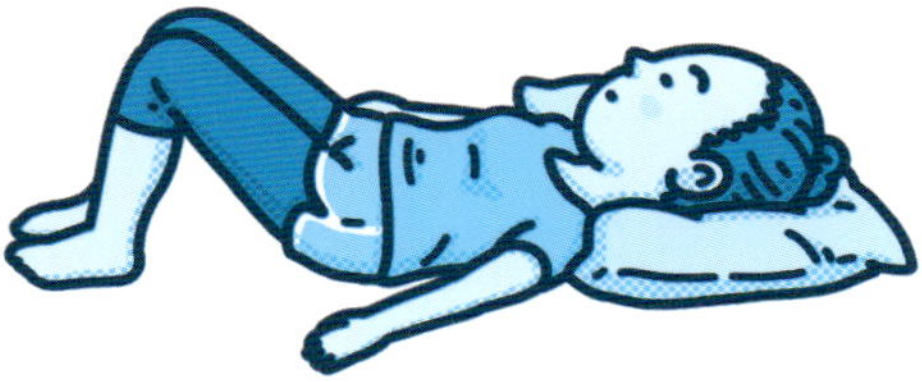

1 仰向けになって、両ひざを立てる。

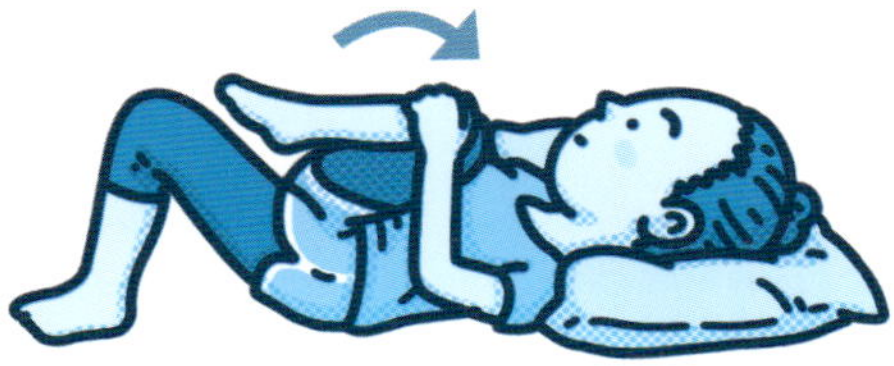

2 片方のひざを両手で抱えるようにして持ち、胸に引き寄せる。20秒キープ。

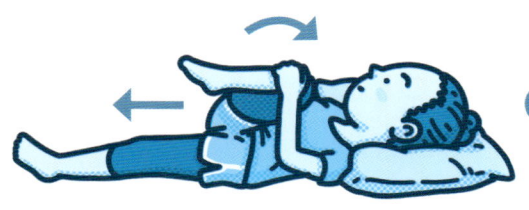

3 反対側の脚をゆっくり伸ばす。20秒キープ。左右1～2回ずつ。

セルフ体操⑭
ストレッチ

ひざ開き+脚ひねり

股関節周り、お尻、腰、太ももの筋肉をしっかり伸ばしていく。伸ばすときは息を吐くように。

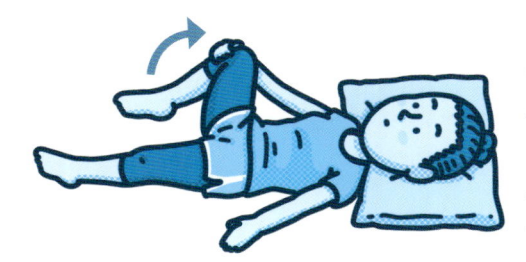

ひざ開き

仰向けになって片方のひざを曲げ、同じ側の手で抱えるようにして持つ。外側へゆっくり倒していく。20秒キープ。左右1～2回ずつ。

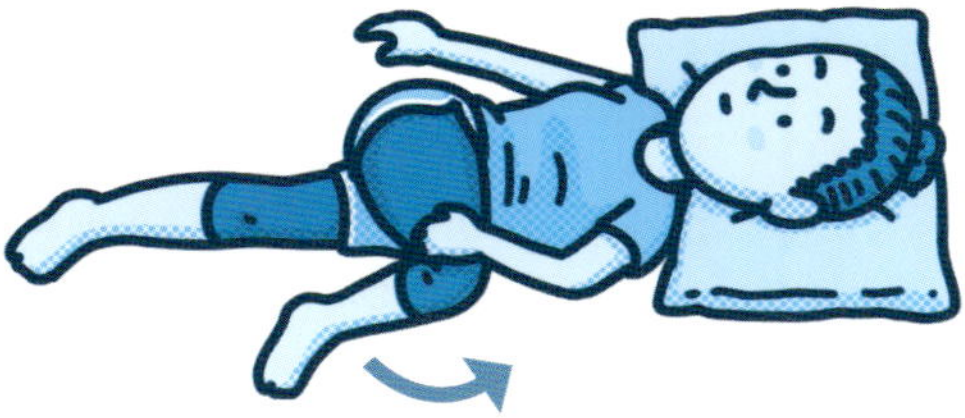

脚ひねり

仰向けになって片方のひざを曲げ、反対側の手を添える。反対側にゆっくり倒す。20秒キープ。左右1～2回ずつ。

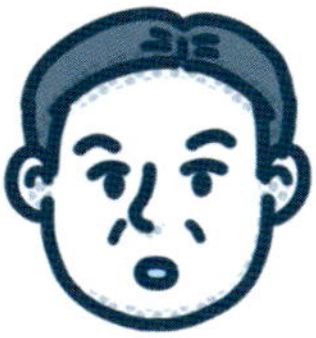

お尻と太ももの筋肉が伸びているのを感じられれば、それ以上、動きを大きくする必要はありません。

セルフ体操⑮
ストレッチ

お尻ゆらし

股関節周り、お尻、腰、太ももの筋肉をやわらかくするとともに、股関節の動きもスムーズにさせる。

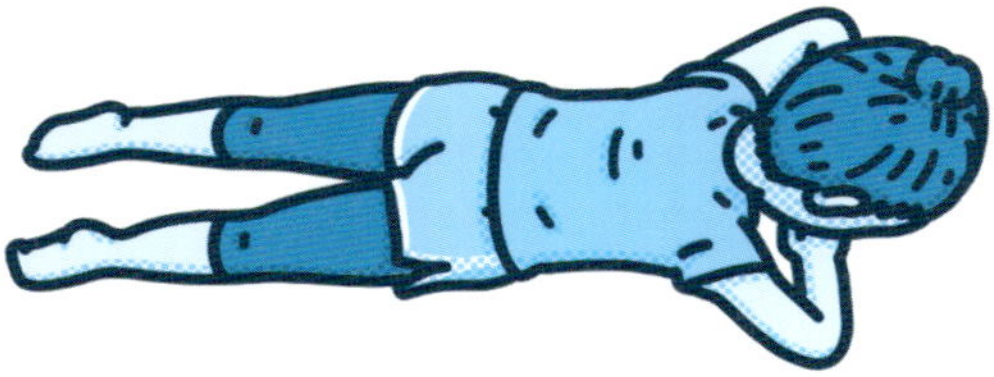

1 うつぶせになり、あごの下で両手を組む。

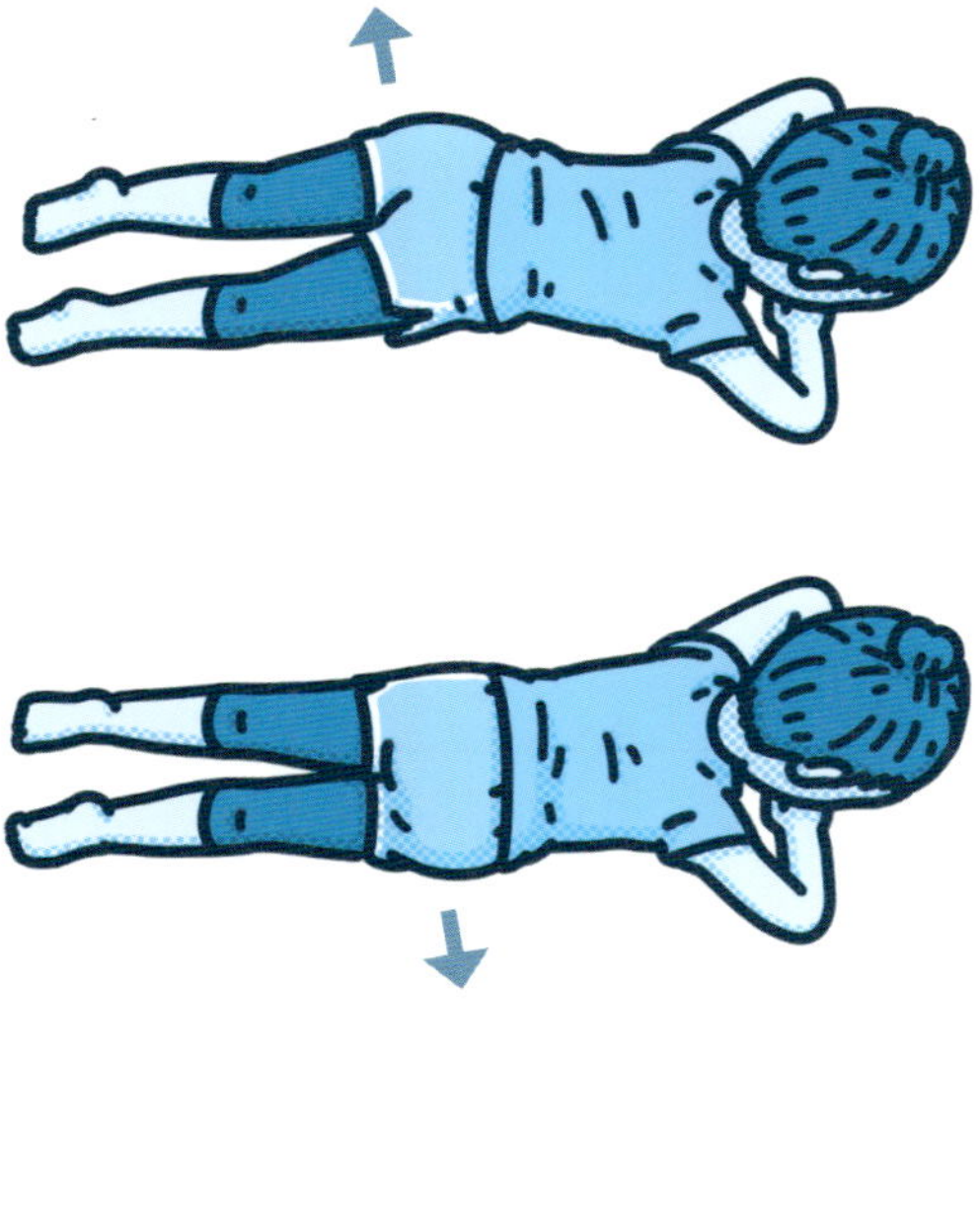

2 お尻を左右に、リズミカルにゆらす。このときおなかが床から離れないようにする。
10 ～ 20往復。

セルフ体操⑯
ストレッチ

もものの内側伸ばし

太もも、お尻、股関節、腰のつながりを意識しながら、筋肉を伸ばしていく。ひざが伸びない場合は、軽度のストレッチを行うとよい。

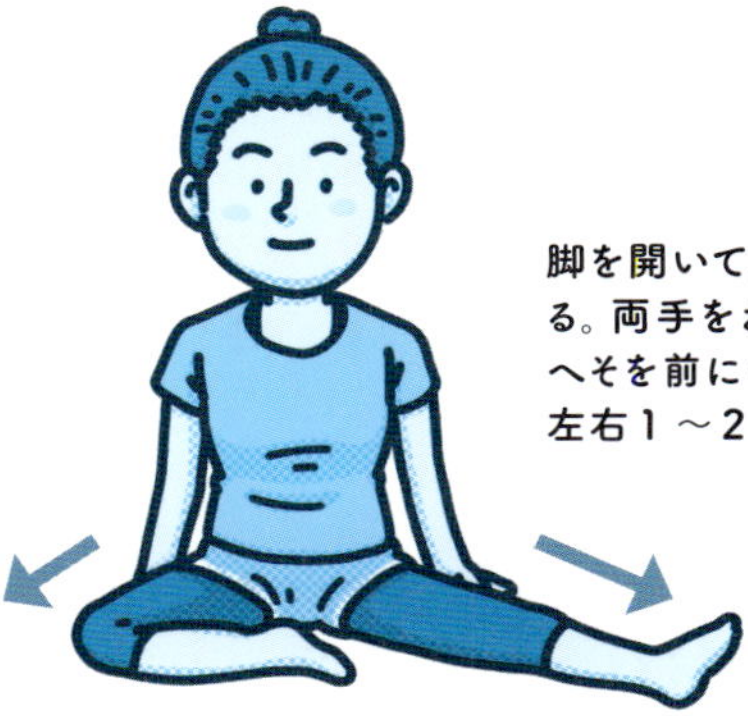

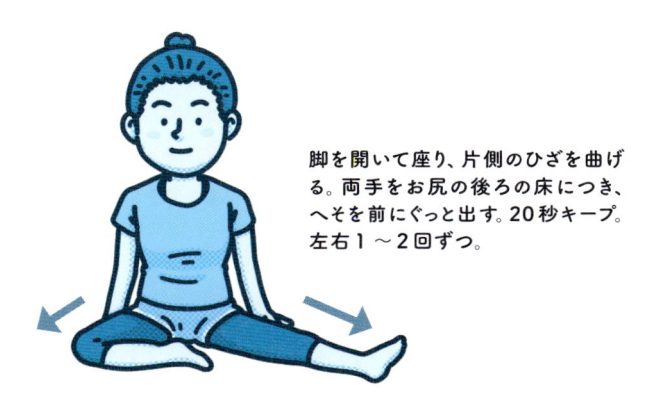

脚を開いて座り、片側のひざを曲げる。両手をお尻の後ろの床につき、へそを前にぐっと出す。20秒キープ。左右1～2回ずつ。

セルフ体操⑰
ストレッチ

わき腹伸ばし

下半身の柔軟をはかりながら、上半身につなげていく。姿勢が不安定になる場合は、座布団に座って行うとよい。

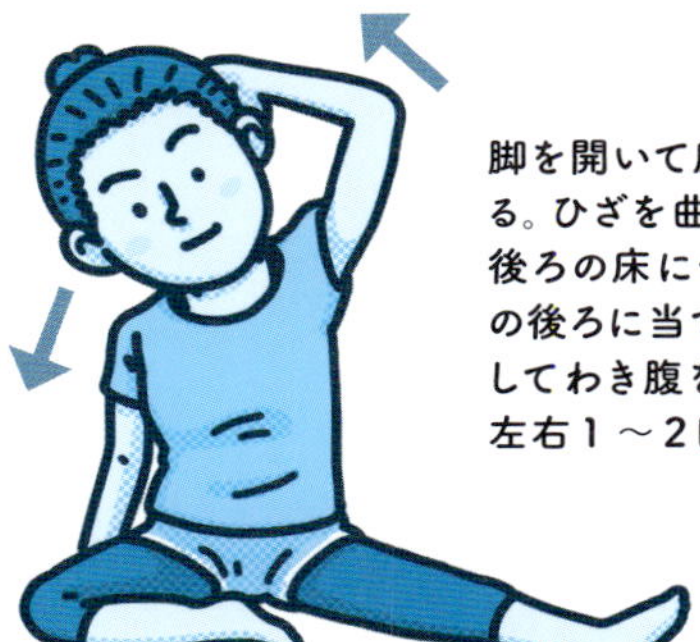

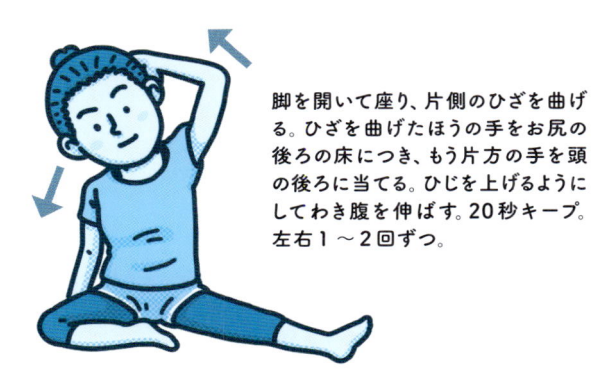

脚を開いて座り、片側のひざを曲げる。ひざを曲げたほうの手をお尻の後ろの床につき、もう片方の手を頭の後ろに当てる。ひじを上げるようにしてわき腹を伸ばす。20秒キープ。左右1～2回ずつ。

セルフ体操⑱ ストレッチ ひざ引き寄せ（強度）

「ひざ斜め引き寄せ」（P134）の強度を高めたストレッチ。

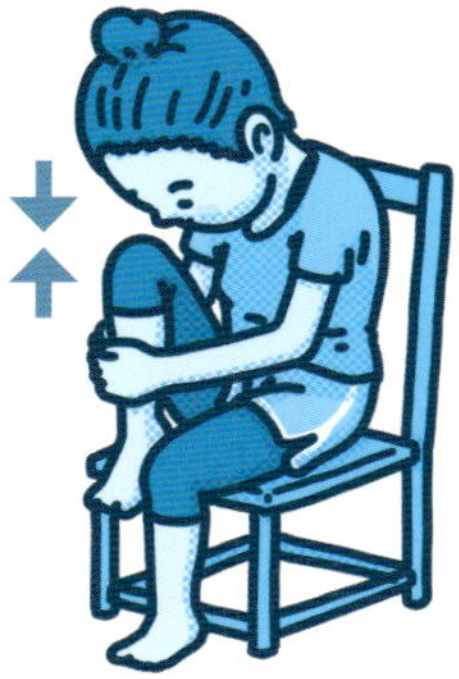

椅子の背もたれに仙骨をくっつけて座り、片側のすねを両手で抱えるようにして持ち、胸に引き寄せる。さらにひざを引き寄せ、へそをのぞきこむ姿勢を取る。20秒キープ。左右1～2回ずつ。

セルフ体操⑲ ストレッチ ひざ開き

脚と股関節、腰への連動を感じながら行うストレッチ。

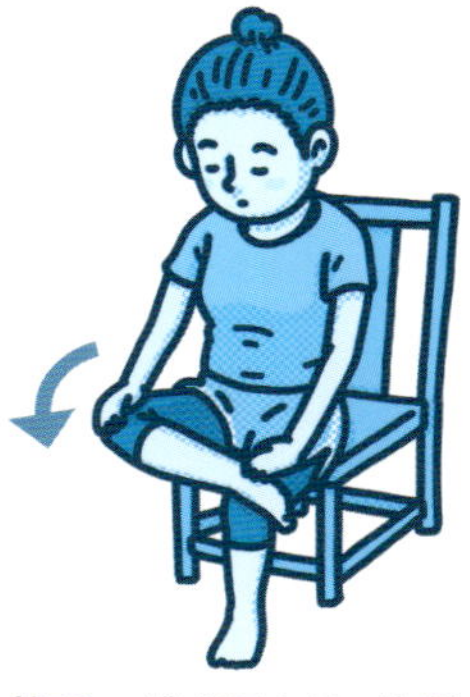

1 椅子に浅く腰かけ、片側の足を反対側の太ももの上に乗せる。ひざと足に手を当て、ひざを下方に押していく。20秒キープ。

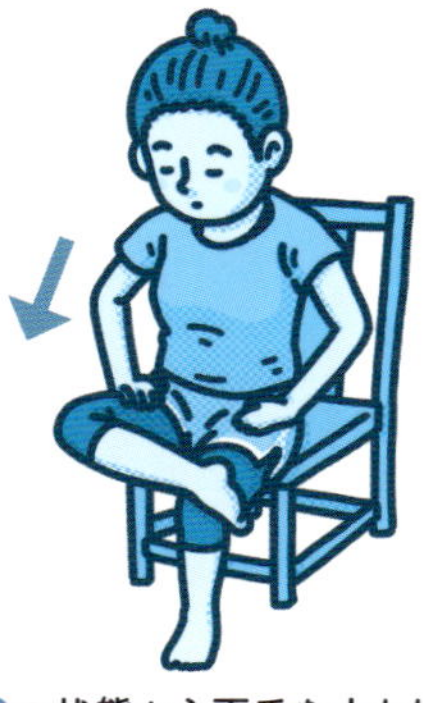

2 ❶の状態から両手を太ももの上に当て、上半身を前傾させて、太もも の内側を伸ばしていく。20秒キープ。左右1～2回ずつ。

セルフ体操⑳ ストレッチ　太ももの内側伸ばし

太ももの内側の筋肉は、使われにくい。ストレッチで伸ばすことで、歩行時に有効に使えるようになる。

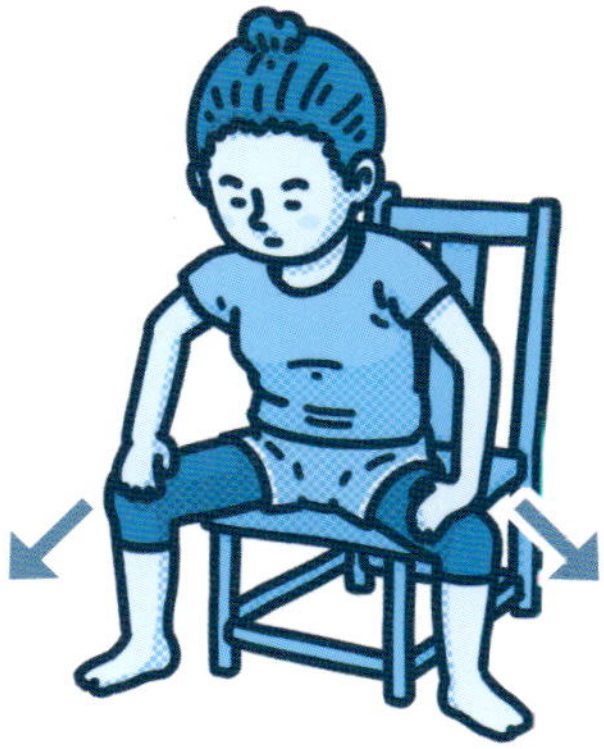

椅子に浅めに腰かけ、足を肩幅より広く置く。両手をひざに当て、足を大きく開く。へそを突き出すようにして上半身を前傾させ、20秒キープ。もとに戻して腰を少し丸めた状態にし、上半身を前傾させ、20秒キープ。1～2回。

セルフ体操㉑ ストレッチ　太ももの前伸ばし

重心を乗せることで、筋肉がより強く伸びていく。

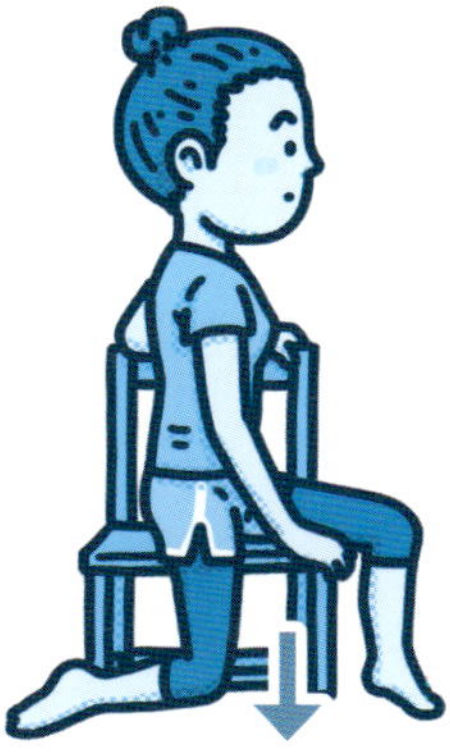

椅子に横向きに座って、片方の手で背もたれにつかまる。片側のひざを床につけ、太ももが床と垂直になるようにして、太ももの前側を伸ばす。20秒キープ。左右1～2回ずつ。

セルフ体操㉒ ストレッチ 太ももの後ろ伸ばし

太ももの前側の筋肉は、最も多く使われる部分。活動前だけでなく、活動後も行いたい。

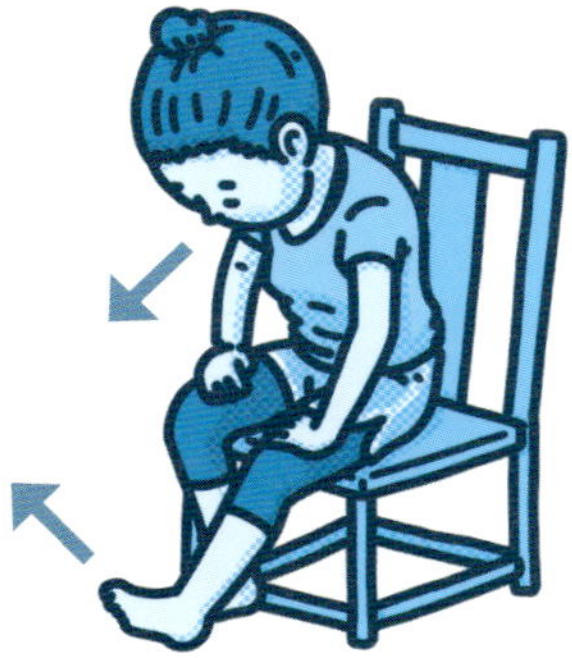

椅子に浅めに腰かけ、片側の脚を前に伸ばし、かかとのみを床につける。両手を太ももの上に置き、上半身を前傾させて体重を少しずつ乗せる。20秒キープ。足の裏全体を床につけて行ってもよい。左右1～2回ずつ。

セルフ体操㉓ ストレッチ 腰斜め伸ばし（強度）

腰、わき腹、背中の筋肉がしっかり伸びるストレッチ。それぞれの部位を意識しながら行うと効果的。

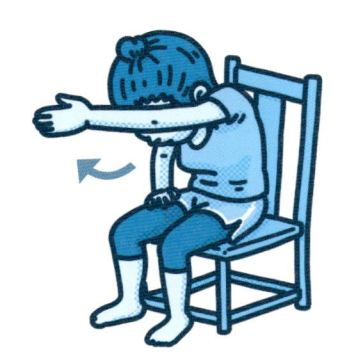

椅子に浅めに腰かけ、足を肩幅くらいに開く。片方の手を太ももの上に乗せ、反対側の腕を斜め前方に伸ばす。20秒キープ。左右1～2回ずつ。

セルフ体操㉔
ストレッチ

お尻伸ばし＋太ももの内側&前伸ばし

アスリートの準備体操にも取り入れられるような、強度の高いストレッチ。3つの種類で全身の筋肉がしっかり伸びる。

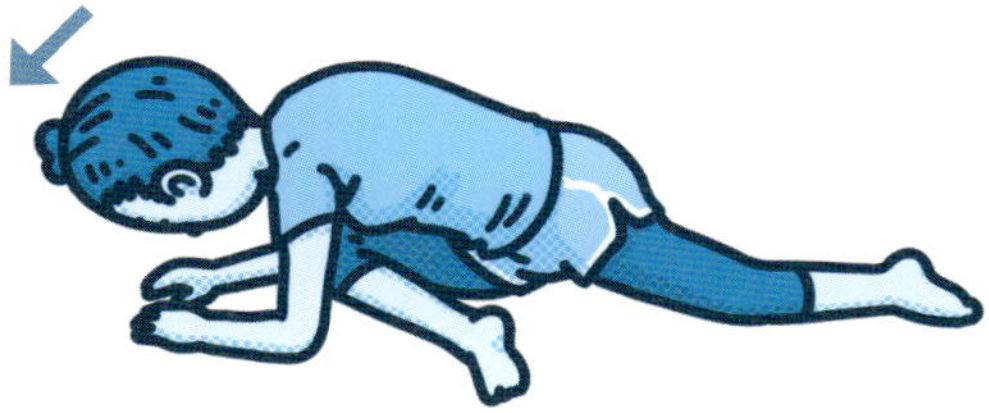

お尻伸ばし

前傾姿勢になり、片側のひざを内側に曲げ、もう片方の脚を自然に伸ばす。曲げたほうの脚の太ももに向かって上半身をゆっくり倒し、両ひじを床につける。20秒キープ。左右1～2回ずつ。

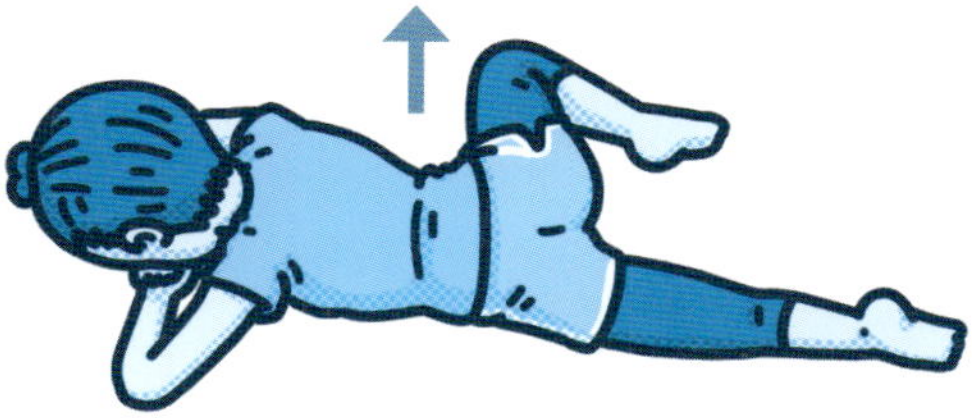

太ももの内側伸ばし

うつぶせになり、あごの下で両手を組む。片側のひざを曲げて外側に開き、もう片方の脚を自然に伸ばす。20秒キープ。左右1～2回ずつ。

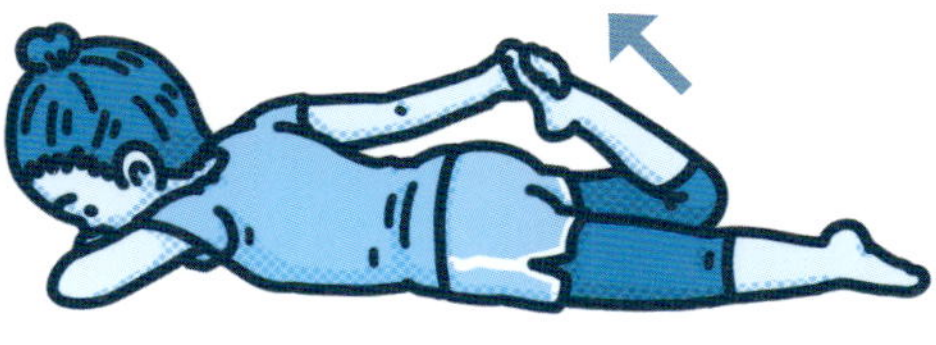

太ももの前伸ばし

うつぶせになり、あごの下に片方の手を置く。反対側の手で同じ側の足を持ち、お尻に引き寄せる。20秒キープ。上体が起き上がらないようにすること。左右1～2回ずつ。

セルフ体操㉕
筋トレ

腹筋・背筋

脊椎を支える腹筋と背筋を強化していく。強度が高い筋トレなので、1日おきに行うようにする。痛みがある場合は中止すること。

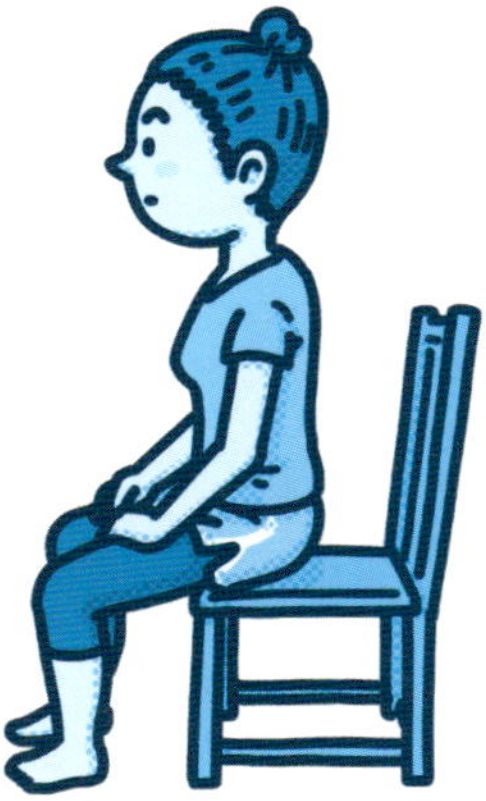

❶ 椅子に浅めに腰かけ、足を肩幅くらいに開く。

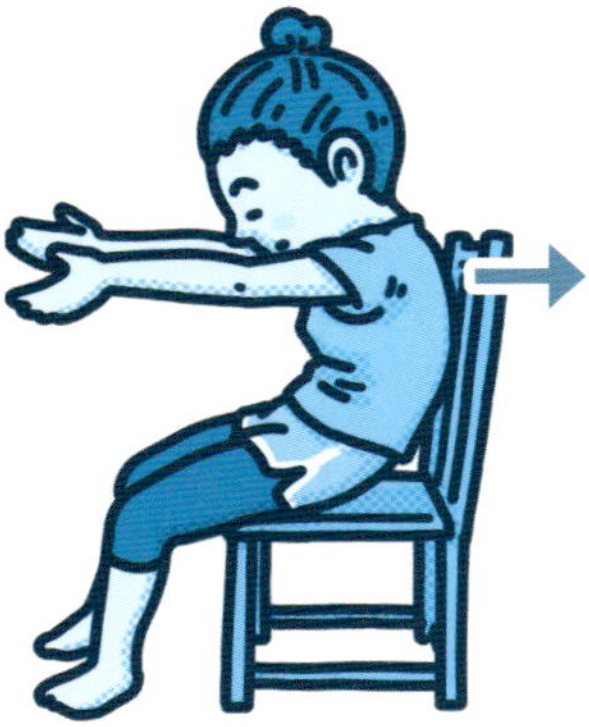

❷ 両腕を前に伸ばし、背中を丸めて上半身を背もたれにゆっくり倒す。

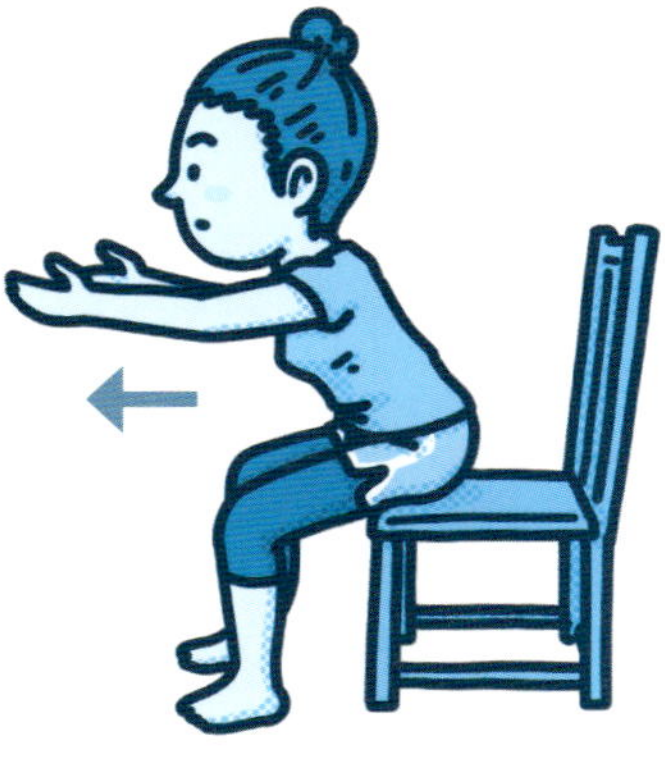

❸ 背もたれから背中を離し、背筋を伸ばしながら、両腕で引っ張るようにして上体を起こしていく。5 ～ 10回。

セルフ体操㉖ 筋トレ へそのぞき

おなかに力が入れば、筋トレ効果を得られる。みぞおちを引っこめるようにするのがコツ。1日おきに行うようにする。

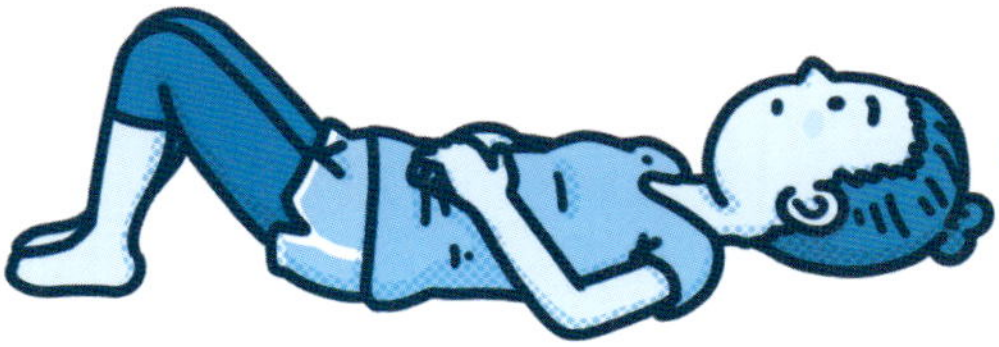

1 仰向けになって、両ひざを立てる。両手をへその上に当てる。

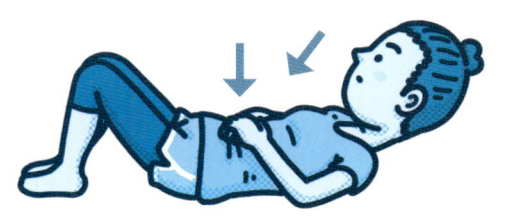

2 へそをのぞきこむようにして、息を吐きながら上体を起こす。5秒キープ。5～10回。

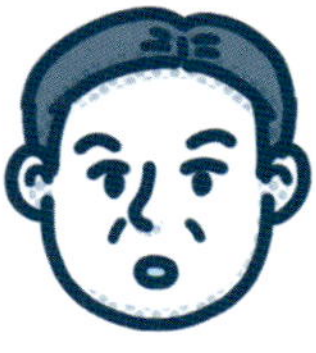

肩甲骨は床についたままでOKです。腰だけでなく、首に痛みがある場合も控えてください。

セルフ体操㉗
筋トレ

お尻浮かし

太もも、お尻、背中、おなかなど、広範囲に効果がある筋トレ。骨盤や脊椎を支える筋肉を強化していく。

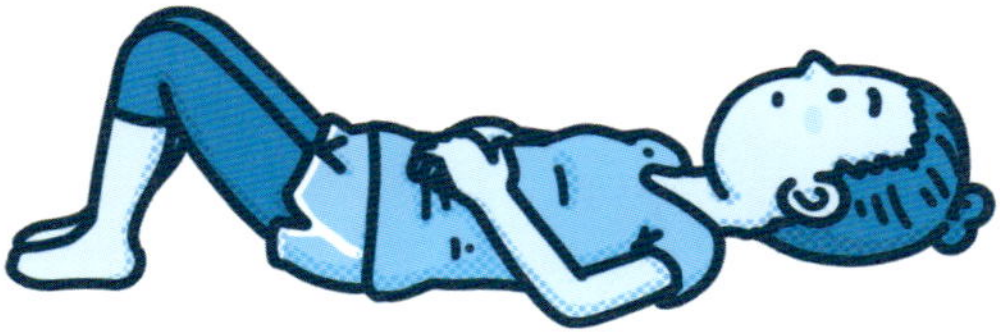

1 仰向けになって、両ひざを立てる。両手をへその上に当てる。

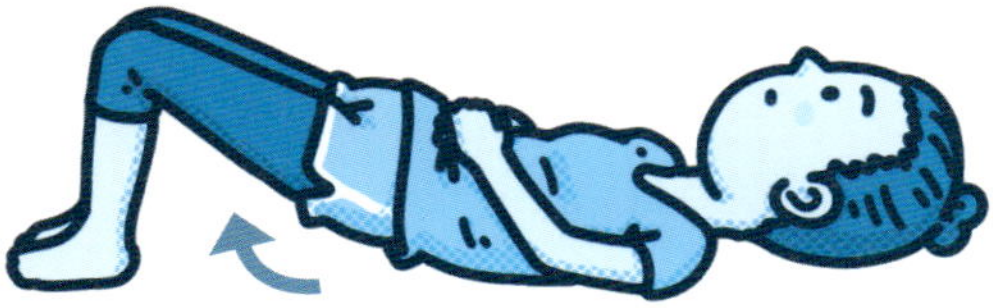

2 腰を床につけたまま、息を吐きながら尾骨を少し浮かす。5秒キープ。5 ～ 10回。

強度をさらに高める

両手を床に置いて、息を吐きながらお尻と背中を床から浮かす。お尻を縮める感覚で、5秒キープ。5 ～ 10回。

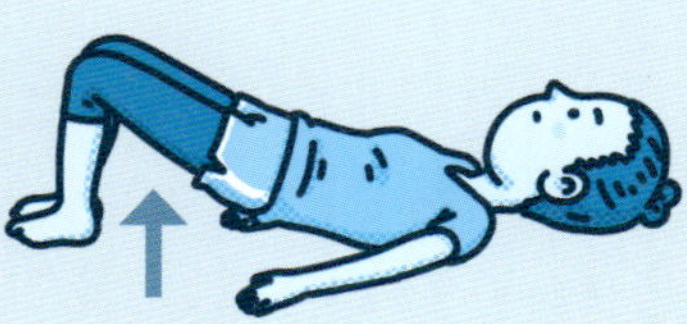

体操前と体操実践中の症状比較

運動療法の効果はすぐにあらわれないが、体操を実践して変化を確認できれば、その後の取り組みの参考になる。下記のバロメーターで1 ～10のどれに当てはまるかチェックを入れて記録しよう。

体操開始前　　＿＿＿＿年＿月＿日

●朝起きたときの痛み（慢性的な痛み）

1	2	3	4	5	6	7	8	9	10
痛くない									痛い

●腰やお尻の痛み（急性的な痛み）

1	2	3	4	5	6	7	8	9	10
痛くない									痛い

●歩きやすさや体の動かしやすさ

1	2	3	4	5	6	7	8	9	10
良好									不良

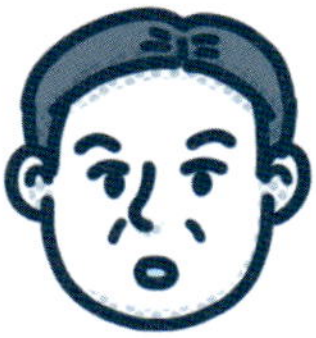

8 ～10にチェックがついた人は、安静にして運動療法以外の治療を行ってください。医師に相談しましょう。

→ 次ページの用紙に記録しましょう！

実践後１か月、２か月、３か月
と何回かチェックしてみよう！

体操実践後　＿＿＿年＿月＿日

●朝起きたときの痛み（慢性的な痛み）

1　2　3　4　5　6　7　8　9　10

痛くない　→　痛い

●腰やお尻の痛み（急性的な痛み）

1　2　3　4　5　6　7　8　9　10

痛くない　→　痛い

●歩きやすさや体の動かしやすさ

1　2　3　4　5　6　7　8　9　10

良好　→　不良

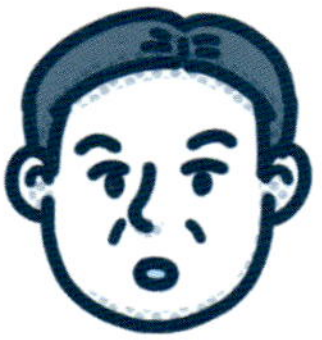

改善の効果が出た場合は、様子を見ながら強度を高めましょう。変化がなかったり悪化したりした場合は、医療機関を受診してください。

※このシートは予防として取り入れることを前提にしています。
治療中の人は医師や理学療法士の指示に従ってください。

体操実践後　＿＿＿年＿月＿日

● **朝起きたときの痛み（慢性的な痛み）**

1	2	3	4	5	6	7	8	9	10

痛くない　　痛い

● **腰やお尻の痛み（急性的な痛み）**

1	2	3	4	5	6	7	8	9	10

痛くない　　痛い

● **歩きやすさや体の動かしやすさ**

1	2	3	4	5	6	7	8	9	10

良好　　不良

体操実践後　＿＿＿年＿月＿日

● **朝起きたときの痛み（慢性的な痛み）**

1	2	3	4	5	6	7	8	9	10

痛くない　　痛い

● **腰やお尻の痛み（急性的な痛み）**

1	2	3	4	5	6	7	8	9	10

痛くない　　痛い

● **歩きやすさや体の動かしやすさ**

1	2	3	4	5	6	7	8	9	10

良好　　不良

治療に関するQ&A

坐骨神経痛の改善は、自己管理の意識を高く持つことが最も重要。
改善の取り組み時によくある疑問について解説する。

Q 肥満と坐骨神経痛は関係がありますか?

A 医学的な研究報告はありません。しかし、体重が増えることで骨や筋肉への負担が増すことは確かです。また、メタボリックシンドロームによる健康障害は認められており、血行不良であることから、筋肉や神経に悪影響を及ぼす可能性はあるでしょう。なお、内臓脂肪があると、脊椎の自然なS字カーブを保ちにくいという側面もあります。

Q サプリメントで栄養を補ってもよいでしょうか?

A ご自身の判断によるところです。サプリメントは医薬品ではなく、栄養補助食品のため、医学的な効果が認められているわけではありません。市販薬も含めて、医療機関では判断しかねるところです。医師としては処方した薬の服用で、その効果を検証します。また、サプリメントによっては目的とする栄養以外のものも含まれているため、副作用の観点からも過剰摂取には注意してください。

Q お酒やタバコはやめたほうがよいでしょうか？

A 飲酒したときに発生するアセトアルデヒドは、神経を刺激する特性があります。適量なら問題がなくても、量が増えると血管が収縮するので飲みすぎは厳禁です。タバコに含まれるニコチンも血管を収縮させる作用があります。また、タバコの煙には一酸化炭素が含まれており、赤血球と酸素の結合を妨げます。血行が阻害される行為は控えるべきです。

Q 痛いときは動かないほうがよいでしょうか？

A 急性の痛みや、慢性的でも痛みが激しいときは安静が第一です。しかし、慢性的な痛みは体を動かさないと血行が促進されないため、安静にしておくことがかえって症状を悪化させることもあります。鎮痛薬を服用して運動療法を行うことは推奨していませんが、薬物療法によって痛みが緩和された際に運動療法を実践することは有意義です。再発を防ぐためにも適度な運動は有効です。

Q 控えたいほうがよい運動はありますか？

A 脊柱管狭窄症や腰椎変性すべり症の場合、腰を反らしたりひねったりする運動は厳禁です。脊柱管を狭めてしまい、症状が悪化します。椎間板ヘルニアの場合は、腰を前屈させる運動が症状を悪化させます。激しい運動や、長時間同じ姿勢での運動や作業、重いものを扱う運動も控えたほうがよいでしょう。ストレッチと軽い筋トレを実践してください。

あとがき

脊柱管狭窄症は、元気な人でも加齢によって発症する病気ですが、決して生命を脅かすような病気ではありません。しかし、坐骨神経痛は耐えがたい痛みが突然におそってきます。その中には、症状が悪化し、歩くことが困難になってはじめて医療機関を訪れ、治療を始めるという人もいるでしょう。腰痛の原因は、なにかの病気かもしれません。痛みの原因は整形外科系の病気からくるものだけでなく、内科系や心療内科系など多岐にわたります。

早期発見、早期治療はあるゆる病気の大原則です。受診を先送りして、それまでの期間、苦しみに耐えながら生活することはなにより避けたいものです。痛みの原因を突き止め、適正な治療を行っていけば、体の自由を得られ、明るい気持ちで人生を歩めるのです。

腰部脊柱管狭窄症を患っている人は、予備軍も含めると推定５００万人ともいわれています。50歳以降の発症が大半のため、特に50歳以降の人にとっては他人事ではないでしょう。

本書では「完治」ではなく、「改善」という言葉を使っています。医療機関での治療は、脊柱管の環境を整えることにすぎず、神経の機能に直接働きかけることができないからです。しかし、「改善」を実現することによって、症状が緩和され、生活の質を高められます。

当院で96歳の患者さんが、腰部脊柱管狭窄症の手術を受けた事例があります。「病気を治したい」「痛みをとりたい」という希望に満ちあふれており、手術は成功しました。歩くこともままならなかった患者さんが、元気になって退院されたのです。「もう一度人生をいただき、ありがとうございました」というお言葉と笑顔をいただきました。

私は患者さんに長生きの秘訣《ひけつ》を尋ねました。

「好きなことをなんでも笑ってするといいよ」

病気に向き合って、健康を目指していく。それは何歳からでも遅くないことだと思います。

本書を読んで、自身の体と向き合われたみなさま、ぜひ一緒に好きなことを笑って行える人生を実現させましょう。

医療は発展途上です。現在、治療が難しいとされている病気でも改善できる日が必ず来ます。医療と患者さんが一体となって、慢性的な痛みと決別し、継続的な笑いを手繰り寄せましょう。

田村 睦弘

〔参考文献〕

『腰部脊柱管狭窄症 診療ガイドライン2021 改訂第2版』（南江堂）
『坐骨神経痛を自分で治す4週間プログラム』（主婦の友社）
『図解でわかる坐骨神経痛』（主婦の友社）
『完全図解 坐骨神経痛のすべて 自分で治すプログラムつき』（主婦の友社）
『女性のつらい「坐骨神経痛」はこうして改善する！』（PHP研究所）
『脊柱管狭窄症 腰の名医20人が教える最高の治し方大全』（文響社）

田村 睦弘（たむら むつひろ）

医学博士。日本整形外科学会専門医・脊椎脊髄病医・脊椎内視鏡下手術・技術認定医。日本脊椎脊髄病学会指導医。横浜市出身。1995年慶應義塾大学医学部卒業。2012年平和病院・横浜脊椎脊髄病センター設立、同病院副院長・センター長。高月整形外科病院脊椎センター長兼任。30年間脊椎脊髄疾患の臨床に従事し、脊椎内視鏡手術、低侵襲手術、頸椎手術、脊柱変形や脊髄腫瘍手術など執刀手術は多岐にわたる。年間の脊椎執刀手術数は本邦最多、総執刀手術は11000例を超える。手術のみならず、徹底した保存的治療、手術適応・術式の適正化、若手医師の育成指導にも力を入れ、各医療機関やクリニックの医師からの信頼も厚い。著書に『完全図解 坐骨神経痛のすべて』（主婦の友社）、『女性のつらい「坐骨神経痛」はこうして改善する!』（PHP研究所）などがある。

〔制作〕

企画・編集　セトオドーピス

デザイン　株式会社東京100ミリバールスタジオ

イラスト　大野直人

【読む常備薬】

図解 いちばんわかりやすい脊柱管狭窄症の治し方

2024年11月20日　初版印刷

2024年11月30日　初版発行

著　者　田村睦弘

発行者　小野寺優

発行所　株式会社河出書房新社

〒162-8544 東京都新宿区東五軒町2-13

電話　03-3404-1201（営業）

03-3404-8611（編集）

https://www.kawade.co.jp/

印刷・製本　大日本印刷株式会社

Printed in Japan

ISBN978-4-309-29453-7